イラストで学ぶ
胸部エックス線写真
すぐに役立つ
50のチェックポイント

著 鈴木 滋 東京女子医科大学東医療センター
放射線科 教授

文光堂

序　文

　CT検査が広く用いられている現在においても，より簡便かつ安価で被ばく量が少ない胸部エックス線撮影は日常診療において最も基本的な検査として重要です．しかし，多くの医学生や研修医，コメディカルにとって，胸部エックス線写真の読影は難解であり，診療に必要な読影力を身につけることはしばしば困難かと思われます．そこで，ストレスを感じることなく，なるべく少ない労力で，初歩的な読影能力を身につけることを目的として本書は企画されました．

　最後まで読み通せて，読後に読影能力が確実に向上する実用書を目指して執筆された本書には，医学生や研修医に対する著者の20数年にわたる指導経験が活かされており，様々な工夫がなされています．

　本書の特徴を以下に示します．

- 読影の初歩である異常所見の検出に重点を置きました．
- 胸部エックス線写真に投影されている身体の構造を動物などのイラストを用いて表現し，難解な解剖学用語を極力用いないようにしました．
- 冠状断CT画像を多用し，胸部エックス線写真において病変がどの部位にどのような形態で存在しているかを捉えやすくしました．
- チェックポイントを記憶しやすいように，それぞれに対応するイラストを掲載しました．チェックポイントをイメージとして記憶することで，胸部エックス線写真における異常所見が直感的に捉えられるかと思います．
- 呼吸器の画像診断に欠かせない肺区域の簡便な暗記法を巻頭に示しました．そのほかにも，胸部画像診断に役立つ豆知識を盛り込んであります．
- 最終章で肺野の異常所見の記載法を解説しました．

　必ずしも本書を端から端までしっかり読む必要はありません．「イラストとその解説を見てから，対応する症例の画像を眺める」といった気楽な読み方でも，きっと読影力の向上を実感できると思います．

　本書により読者の皆様の胸部エックス線写真の読影に対する苦手意識が払拭されることを願っています．

2019年11月

鈴木　　滋

目次

I章 心大血管陰影 ... 1
- 01 大動脈の走行と大動脈裂孔 ... 2
- 02 下行大動脈左縁の滑らかさ ... 4
- 03 心胸郭比 ... 6
- 04 心拡大が見られる際の心尖の向き ... 8
- 05 肺動脈幹の突出 ... 10
- 06 double density ... 12
- 07 シルエットサイン ... 14
- 08 シルエットサインの応用 ... 16
- 09 シルエットサインと肺区域 ... 20
- 10 心横隔膜角部の心辺縁 ... 24
- 確認問題 ... 26

II章 気管・中枢側気管支 ... 31
- 01 気管の圧排，気管・気管支の狭窄 ... 32
- 02 奇静脈弓の幅・右傍気管線の幅 ... 36
- 03 気管支の分岐パターン ... 38
- 確認問題 ... 40

III章 縦隔（その他）・上腹部 ... 43
- 01 大動脈肺動脈窓左縁の突出 ... 44
- 02 縦隔や横隔膜下のガス ... 46
- 03 縦隔の石灰化 ... 50
- 確認問題 ... 54

IV章 肺門 ... 57
- 01 肺門陰影の高さ ... 58
- 02 肺葉性無気肺 ... 62
- 03 肺門陰影の辺縁 ... 65
- 04 肺門陰影の透過性 ... 66
- 05 肺門陰影の大きさ ... 68
- 確認問題 ... 70

V章 肺野 ... 73
- 01 正常構造と肺野の異常陰影 ... 74
- 02 末梢肺野の異常 ... 78
- 03 循環器疾患における血管陰影 ... 81
- 04 気管支壁肥厚 ... 84
- 05 肺野の左右差 ... 86

06	見落としやすい肺野の異常	90
	確認問題	92

VI章 胸　膜　97

01	葉間裂	98
02	胸　水	101
03	胸膜外徴候	104
04	気　胸	106
05	胸膜石灰化	108
06	apical cap	110
	確認問題	112

VII章 横隔膜　115

01	横隔膜の高さ	116
02	横隔膜の形態	118
	確認問題	120

VIII章 胸　郭　123

01	肋骨の走行	124
02	皮質骨の厚さと海綿骨の濃度	128
03	肺結節と紛らわしい骨病変	130
04	肺結節と紛らわしい骨以外の構造	132
05	漏斗胸	134
06	その他の胸郭の異常	136
07	医療機器	139
	確認問題	144

IX章 側面像　147

01	左右横隔膜の見分け方	148
02	椎体に重なる肺野	150
03	心後腔	153
04	胸骨後腔	156
05	心陰影に重なる肺野	158
06	後肋骨横隔膜角	160
07	心陰影に重なる透亮像	161
08	下大静脈と心後縁	162
	確認問題	164

X章 所見の記載　167

01	病変部位の記載	168
02	肺野病変の記載	169

索　引　175

本書の特徴と使いかた

この本はどこからどのように読んでも構いません．

もちろん，初めからきちんと読めば理解は深まります．臨床や実習で気になった所見があれば，それを探して読んでもよいと思います．また，それぞれの項目も読みかたは自由です．初めから順に読み進めてもよいですし，"イラストとその解説を見てから，対応する症例の画像を眺める"といっ

●重要度

重要度は所見の重要度を表します．
- ★★★（高）：必ず押さえておくべきこと
- ★★☆（中）：基本的なこととして知っておきたいこと
- ★☆☆（低）：重要度はあまり高くないが，知っておいてもよいこと

この項目で取り上げる部位や見えかたの基本形です．
ここでイメージをつかんでください．

●チェックポイントと解説

「どの部分を」「どこに着目して」見ればよいか，所見を見落とさないためのポイントです．さらに，健常時の見えかたや関連事項などを簡潔に説明しています．

●正常像

必要に応じて正常像を載せています．
できるだけ冠状断CT画像を並べて配置し，エックス線写真の解剖学的位置関係を，感覚的につかみやすくしています．

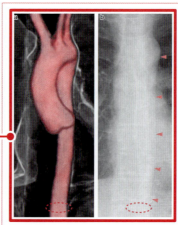

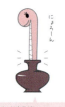

た気楽な読みかたでも読影力はアップするでしょう．

　そして，各章の章末には確認問題があります．各項目の解説では，その所見がわかるように拡大図を用いていますが，確認問題では胸部全体の写真を載せています．異常所見を見つけられるかどうか，力試しをしてみてください．

○**所見**
エックス線写真には矢印を入れたりCT画像を並べたりすることで，異常所見がみられるのはどの辺りかがわかるようになっています．

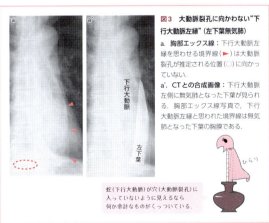

イラストを見れば，自然に所見が見えてきます．さらにその解説（吹き出し）を読むことで，読影の"勘所"がつかめます．

肺区域の覚え方

- 右肺は上・中・下葉の3葉，左肺は上・下葉の2葉からなる．
- 右肺にはS^1〜S^{10}までの10区域があり，左肺ではS^{1+2}からS^{10}までの8区域（左側にS^7はない）がある．それぞれの区域の立体的な位置関係を把握しておく必要がある（図1）．
- 右上葉はS^1〜S^3，右中葉はS^4，S^5，右下葉はS^6〜S^{10}，左上葉はS^{1+2}，S^3〜S^5，左下葉はS^6，S^8〜S^{10}からなる．左上葉のうち，S^{1+2}，S^3を上区，S^4，S^5を舌区と呼ぶ．
- 右上中葉の区域は右手を顎に当てたときの形で，左上葉の区域は左手で指を鳴らしたときの形で簡単に覚えることができる（図2，3）
- 左下葉背内側部は，下行大動脈左縁におけるシルエットサインの知識から（Ⅰ章09「シルエットサインと肺区域」図4参照），上部がS^6，下部がS^{10}である（図4）．左下肺野では心臓の位置がS^7に相当し欠番であり，CT画像のように足側から見た場合，心臓の位置から時計回りに（S^7），S^8，S^9，S^{10}となる．
- 右下葉は左下葉を鏡に映した状態である（図5）．

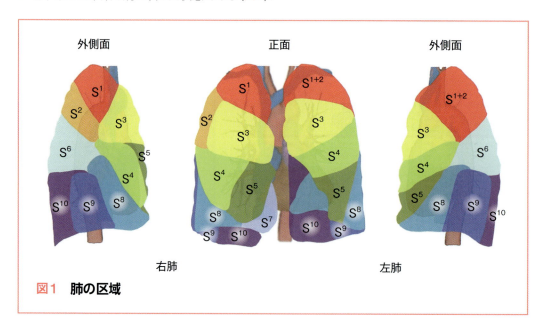

図1 **肺の区域**

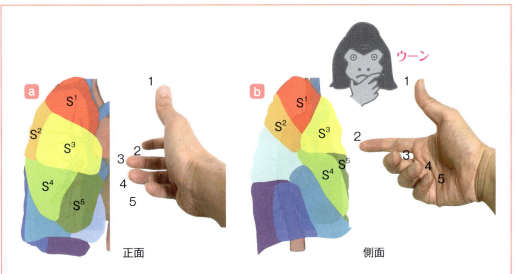

図2 右上中葉（S^1〜S^5）の覚え方

a. 正面，b. 側面：右手を顎に当てて考えるポーズをとる．このときの指の位置が肺区域の場所を示している．第1指は頂点を向いている（S^1）．その下で第2指が背側（S^2），第3指が腹側（S^3）．その下に小葉間裂が入って，第4指が外側（S^4），第5指が内側である（S^5）．

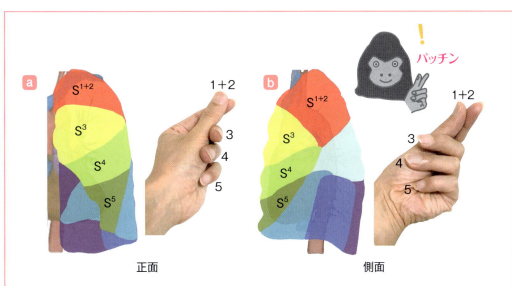

図3 左上中葉（S^{1+2}〜S^5）の覚え方

a. 正面，b. 側面：左手で指をパッチンと鳴らした後の形にする．このときの指の位置が肺区域を示している．第1指と第2指はくっついていて，頂点から背中側を向いている（S^{1+2}）．その下で，腹側に上から順に第3指（S^3），第4指（S^4），第5指（S^5）が並ぶ．

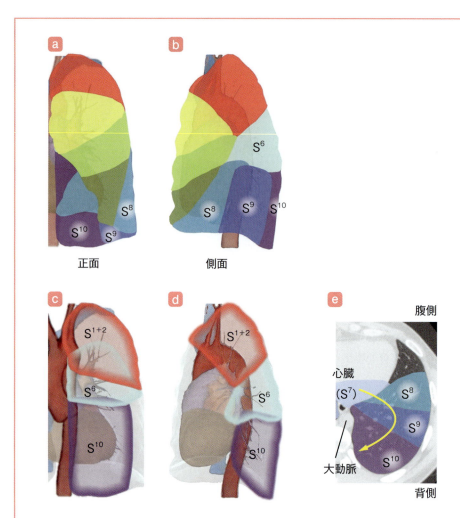

図4 左下葉(S^6〜S^{10})の覚え方
a. 正面, b. 側面, c. 正面, d. 側面, e. CT(軸位断):シルエットサインの知識から,下行大動脈に接して,上から順にS^{1+2}, S^6, S^{10}が位置する(c)(I章 **09**「シルエットサインと肺区域」参照).下行大動脈は左胸郭の背内側に存在することから,中肺野の背内側部がS^6,下肺野の背内側部がS^{10}である(d).下肺野レベルでは,S^7は心臓の位置に相当するため,左肺では欠番であり,S^{10}がその背側である(e).残りの2つの区域のうち,S^{10}に接するほうがS^9であり,残りがS^8である.

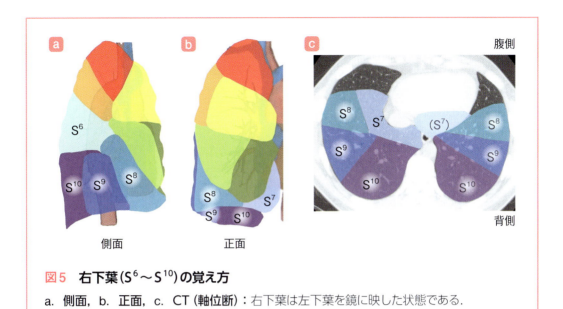

図5 右下葉(S^6〜S^{10})の覚え方
a. **側面**, b. **正面**, c. **CT（軸位断）**：右下葉は左下葉を鏡に映した状態である．

> **MEMO**
> - 図2, 3の手の形のまま腕を下げて，人差し指を床に向ければCT画像の肺区域もわかる．CTでは患者さんが仰臥位で寝ているところを足側から観察した状態となっている．
> - 同一葉内で区域の境界がどこにあるのかを正確に決めるためには，CT画像上で気管支や肺静脈の走行を確認する必要がある．胸部エックス線写真で同一葉内の区域の境界を正確に同定することは困難である．

I章

心大血管陰影

- 01・大動脈の走行と大動脈裂孔
- 02・下行大動脈左縁の滑らかさ
- 03・心胸郭比
- 04・心拡大が見られる際の心尖の向き
- 05・肺動脈幹の突出
- 06・double density
- 07・シルエットサイン
- 08・シルエットサインの応用
- 09・シルエットサインと肺区域
- 10・心横隔膜角部の心辺縁

確認問題

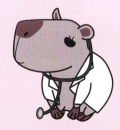

> I章 心大血管陰影

01. 大動脈の走行と大動脈裂孔

重要度：★★☆

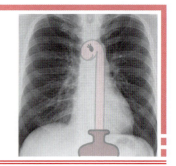

CHECK POINT 下行大動脈左縁が大動脈裂孔に向かっているかどうか

- ☑ 下行大動脈は大動脈裂孔を通過する（図1）．胸部エックス線写真では大動脈裂孔は見えないが，その位置（第12胸椎椎体前方）を推定することはできる．
- ☑ 動脈硬化により大動脈が蛇行した場合でも，大動脈裂孔の位置は変わらない（図2）．
- ☑ 下行大動脈左縁が大動脈裂孔に向かっていないように見える場合には，大動脈の部分的な拡張や大動脈に接する病変の存在を疑う（図3）．

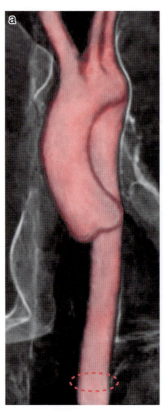
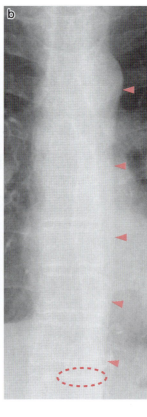
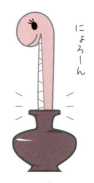

図1 正常像

a. **3D-CT**：下行大動脈は，第12胸椎椎体前方にある大動脈裂孔を通過する．

b. **胸部エックス線**：下行大動脈左縁（▶）は，第12胸椎椎体前方に向かっている．◯は推定される大動脈裂孔の位置．

にょろーん

蛇（下行大動脈）は穴（大動脈裂孔）に入っている．

01・大動脈の走行と大動脈裂孔

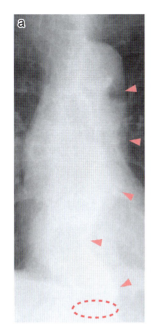
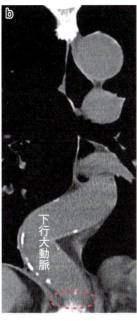
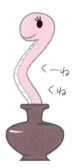

図2 大動脈蛇行（動脈硬化症）
a．胸部エックス線，b．CT（冠状断）：大動脈の蛇行が見られるが，下行大動脈左縁（▶）は大動脈裂孔（◯）に向かっている．

蛇（下行大動脈）はくねくね（蛇行）していてもやはり穴（大動脈裂孔）に入っている．

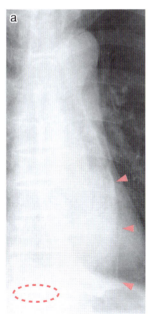
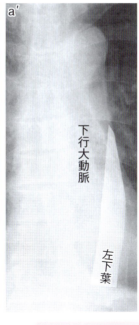
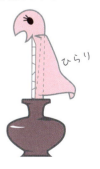

図3 大動脈裂孔に向かわない"下行大動脈左縁"（左下葉無気肺）
a．胸部エックス線：下行大動脈左縁を思わせる境界線（▶）は大動脈裂孔が推定される位置（◯）に向かっていない．
a'．CTとの合成画像：下行大動脈左側に無気肺となった下葉が見られる．胸部エックス線写真で，下行大動脈左縁と思われた境界線は無気肺となった下葉の胸膜である．

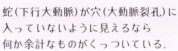

蛇（下行大動脈）が穴（大動脈裂孔）に入っていないように見えるなら何か余計なものがくっついている．

3

I章 心大血管陰影

02 下行大動脈左縁の滑らかさ

重要度：★☆☆

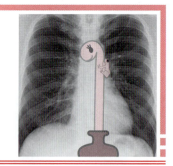

CHECK POINT　下行大動脈左縁が平滑かどうか

- ☑ 下行大動脈左縁は通常平滑である（図1）.
- ☑ 動脈硬化による蛇行では緩やかなカーブとなる（I章01「大動脈の走行と大動脈裂孔」図2参照）.
- ☑ 部分的なくびれや突出が見られる場合，動脈瘤などの大動脈の異常（図2）や下行大動脈に接する病変（図3）の存在を疑う.

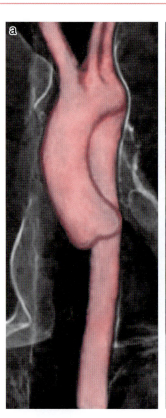
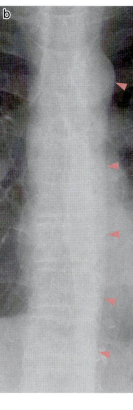
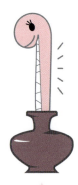

図1　正常像
a．3D-CT，b．胸部エックス線：下行大動脈の左縁は平滑である．

蛇（下行大動脈）の背（左縁）は滑らか．

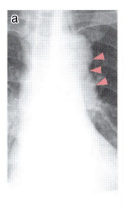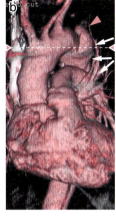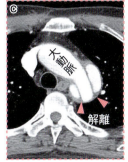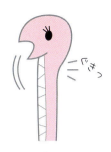

蛇（下行大動脈）の背中が折れているなら蛇（下行大動脈）の異常を疑う．

図2　大動脈左縁の変形（Stanford B型大動脈解離）

a. 胸部エックス線：下行大動脈近位部にくびれが見られる（▶）．
b. 3D-CT（冠状断）：くびれ（⇨）の近位部に部分的な大動脈の拡張が見られる（▶）．
c. CT（軸位断）：下行大動脈に解離が見られる（▶）．

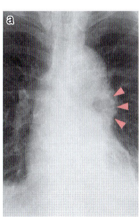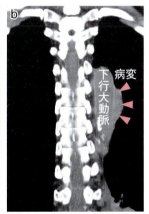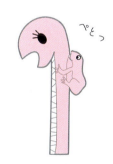

蛇（下行大動脈）の背中が部分的に突出しているなら，余計なものがくっついているか，蛇（下行大動脈）に異常がある．

図3　大動脈左縁の変形（胸膜腫瘍：悪性リンパ腫）

a. 胸部エックス線：下行大動脈近位部に部分的突出が見られる（▶）．
b. 3D-CT（冠状断）：突出部に病変（▶）が見られる．

MEMO

大動脈解離の解離範囲による分類としてはStanford分類（A型，上行大動脈に解離があるもの；B型，上行大動脈に解離がないもの）とDeBakey分類が有名．Stanford A型の場合，緊急手術適応となる場合が多い．

I章　心大血管陰影

03 ● 心胸郭比

重要度：★★★

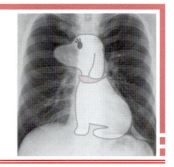

> **CHECK POINT**　心拡大がないかどうか

- ☑ 心臓の大きさの目安として心胸郭比（cardiothoracic ratio：CTR）がしばしば用いられる．
- ☑ 成人においては，50％を基準として心拡大の有無の評価に広く用いられている．ただし，この基準は深吸気の状態で撮影された立位正面後前（PA）像に対して適用される（図1）．
- ☑ 前後（AP）像の場合，前に位置する心臓は拡大されて写るため，CTRは大きくなる（図1）．
- ☑ CTRは心臓の大きさの大まかな目安であり，50％より大きいか小さいかを基準として，心拡大の有無を正確に評価できるわけではない．
- ☑ 心臓の横径には，心臓の大きさ以外に，横隔膜の高さや心臓の回転が影響を与える（図2, 3）．
- ☑ 吸気が不十分な場合，横隔膜が挙上し心臓が横位となるため，CTRは大きくなる（図2）．
- ☑ 痩せ型の人や肺の過膨張がある人では横隔膜の低下により心胸郭比は小さめとなり，肥満体型の人や妊婦，腹痛のある患者などでは吸気が不十分なことが多く，CTRは大きめとなる（図3，Ⅶ章01「横隔膜の高さ」参照）．動脈硬化などで心臓に反時計回転が生じた場合もCTRは大きめとなる（図3）．
- ☑ 同一の条件で撮影された胸部エックス線写真におけるCTRの経時的変化は心拡大の有無の評価に役立つ．

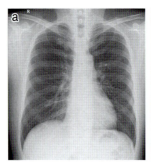
CTR=44％

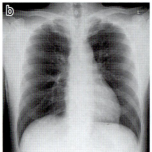
CTR=47％

図1　正常像：撮影方向の違い
a．後前（PA）像，b．前後（AP）像：前後像では心臓がより拡大されて投影されるため，心胸郭比は大きくなる．
PA像やAP像のAはanterior，Pはposteriorの意味である．

MEMO

　胸部エックス線写真上，検出器と心臓の距離が小さいほど心陰影は拡大されにくい．胸部エックス線写真では心臓に重なった部分の肺野は評価しにくくなるため，心陰影が拡大されないほうが望ましい．したがって，左前胸壁側にある心臓が検出器に近くなるような方向でエックス線を照射することとなり，通常の撮影では，正面撮影は背側から，側面撮影では右側から照射する．

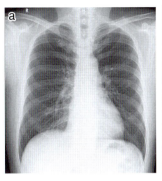
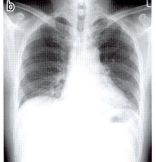

図2 正常像：吸気と呼気の違い

a. 吸気，b. 呼気：呼気においては，横隔膜が挙上し，結果として心臓が横位となるため，心胸郭比は大きくなる．

同じ大きさの犬（心臓）でも立っている（吸気）か，座っている（呼気）かで見かけ上の横幅は異なる．

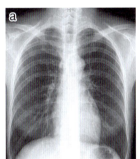
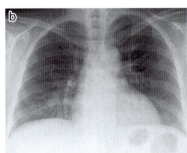
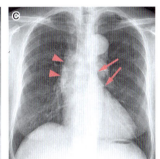
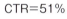

同じ大きさの犬（心臓）でも立っている（痩せ型）か，伏せている（肥満体型）か，ねじれている（動脈硬化）で見かけ上の横幅は異なる．

図3 正常像：横隔膜の高さと心臓の回転の影響

a. 痩せ型：横隔膜の低下により心胸郭比は小さめとなっている．
b. 肥満体型：吸気が不十分なため，心臓が横位であり，心胸郭比は大きめとなっている．
c. 動脈硬化症：心臓に反時計回転が生じ，上行大動脈が右方へ突出し（▶），心大血管陰影左第2弓（Ⅰ章09「シルエットサインと肺区域」図1参照）に相当する部分（肺動脈幹）が陥凹している（→）．心胸郭比は大きめとなっている．

I章 心大血管陰影

04 心拡大が見られる際の心尖の向き

重要度：★★☆

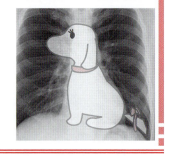

> **CHECK POINT** 心拡大が見られる際に心尖はどこを向いているか

- ☑ 正常では心尖が左尾側を向いている（図1）．
- ☑ 左室の拡張では心尖は左尾側を向く（図2）．
- ☑ 右室の拡張では，心臓が時計回りに回転し，心尖は挙上する（図3）．

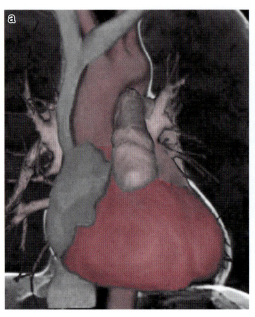
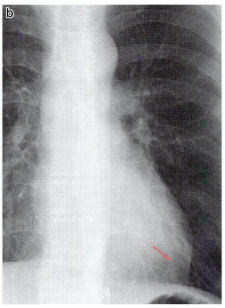

図1　正常像
a. 3D-CT，b. 胸部エックス線：心尖は左尾側を向いている（→）．

8

04・心拡大が見られる際の心尖の向き

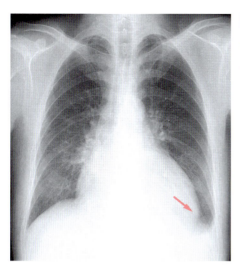

図2　左尾側を向く心尖（左室拡張：拡張型心筋症）

心拡大が見られる．心尖は左尾側を向いており（→），左室の拡張が疑われる．

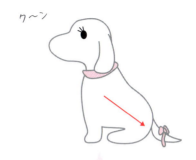

お尻（心尖）が下向きのときは左室の拡張を疑う．

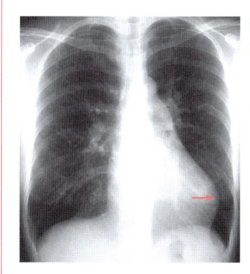

図3　挙上した心尖（右室拡張：心房中隔欠損症）

心拡大が見られる．心尖は挙上しており（→），右室の拡張が示唆される．軽度の左第2弓（肺動脈幹；Ⅰ章09「シルエットサインと肺区域」図1参照）の突出も見られる．

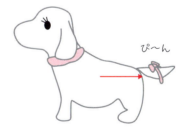

お尻（心尖）が横向きのときは右室の拡張を疑う．

MEMO

　心肥大とは心室壁が厚くなることであり，心肥大が生じても心陰影が大きくなるとは限らない．例えば，左室に圧負荷がかかる大動脈弁狭窄症では左室壁が厚くなるが，ある程度進行するまでは，心陰影は大きくならない．胸部エックス線写真で心陰影が大きい場合には，心肥大ではなく心拡大と呼ぶべきである．

Ⅰ章 心大血管陰影

05 肺動脈幹の突出

重要度：★★★

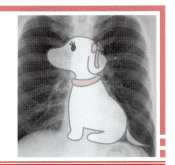

> **CHECK POINT** 肺動脈幹が突出していないかどうか

- ☑ 正常では大動脈弓と心陰影左縁下部に接する線より肺動脈幹（心大血管陰影左第2弓；Ⅰ章 **09**「シルエットサインと肺区域」図1参照）は内側に存在している（**図1**）．
- ☑ 大動脈弓と心陰影左縁下部に接する線より肺動脈幹が突出している場合は，肺動脈幹の拡張を疑う．
- ☑ 肺動脈幹の突出は肺高血圧（**図2**，Ⅴ章 **03**「循環器疾患における血管陰影」図4参照），肺血流量増加（Ⅰ章 **04**「心拡大が見られる際の心尖の向き」図3参照），狭窄後拡張（**図3**）の際に見られる．

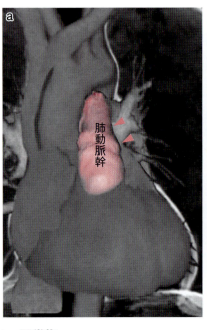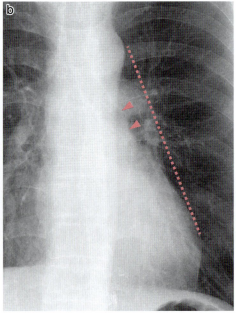

図1 正常像

a. 3D-CT, b. 胸部エックス線：大動脈弓と心陰影左縁下部に接する線（‥‥）より肺動脈幹（▶）は内側に存在している．

10

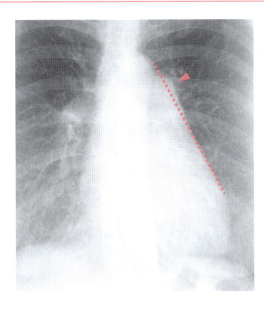

図2　肺動脈幹拡張（特発性肺動脈性肺高血圧症）

大動脈弓と心陰影左縁下部に接する線（•••）より肺動脈幹（▶）が突出している．

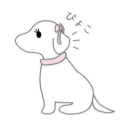

犬の耳（肺動脈幹）が突出していたら，肺高血圧，肺血流量増加，狭窄後拡張を疑う．

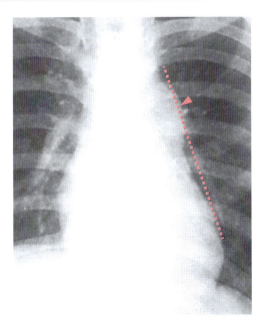

図3　肺動脈幹拡張（肺動脈狭窄症）

大動脈弓と心陰影左縁下部に接する線（•••）より肺動脈幹（▶）が突出している．

MEMO

　安静時の平均肺動脈圧が25mmHg以上を示す状態を肺高血圧症と呼ぶ．なお，肺動脈性肺高血圧症では，肺動脈楔入圧は正常（15mmHg以下）である．

I章 心大血管陰影

06 • double density

重要度：★★★

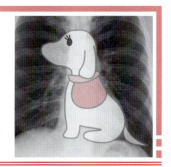

CHECK POINT 右房右縁（心大血管陰影右第2弓）の内側に弧状の陰影が見られないかどうか

- ☑ 左房の拡張に伴い，左房辺縁が右房陰影に重なって見られることがある（double densityあるいはdouble shadow）（図1〜3）．
- ☑ 食道の拡張，食道裂孔ヘルニア，食道腫瘍，下行大動脈の蛇行などで類似の所見を呈することがある（図4）．
- ☑ 左房の拡張の際には，気管分岐角の開大（100°を超える，図2）や，心大血管陰影左第3弓（左心耳；I章 09「シルエットサインと肺区域」図1参照）の突出（図3）などの所見も見られることがある．これらの所見の有無は，double densityが疑われた場合に左房の拡張と他の縦隔病変の鑑別をするうえで有用である．

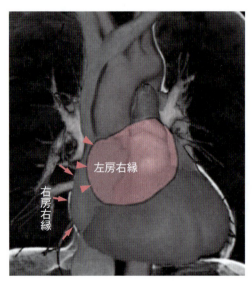

図1　double density，3D-CT
左房が拡張すると心大血管陰影右第2弓（右房右縁：→）の内側に左房の外側縁（▶）が見えるようになる．

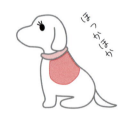

犬のお腹（右房）とチョッキ（左房）の辺縁が二重の線で見える．

MEMO

かつては僧帽弁狭窄症の主たる原因はA群溶血性レンサ球菌感染によるリウマチ熱であったが，溶血性レンサ球菌感染に対して適切な治療が行われるようになったため，最近では僧帽弁狭窄症の新規患者数は減少している．

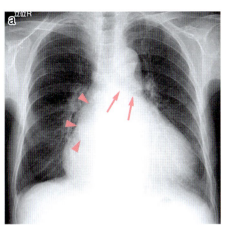
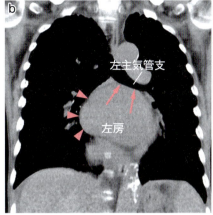

図2 左房拡張（僧帽弁狭窄症）

a．胸部エックス線，b．CT（冠状断）：心大血管陰影右第2弓の内側に左房の外側縁が見える（double density：▶）．左房により左主気管支が挙上されており（→），気管分岐角の開大が見られる．

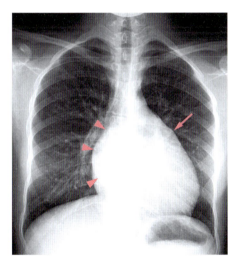

図3 左房拡張（僧帽弁閉鎖不全症）

心大血管陰影右第2弓（右房右縁）の内側に左房の外側縁が見える（double density：▶）．心大血管陰影左第3弓（左心耳）の突出も見られる（→）．

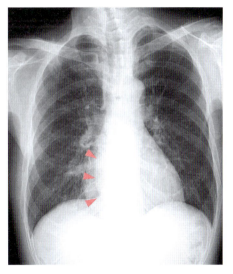

図4 食道拡張（食道アカラシア）

拡張した食道の右縁が心大血管陰影右第2弓（右房右縁）の内側に見られる（▶）．

MEMO

食道アカラシアでは食道の蠕動運動の障害と下部食道括約筋の弛緩不全により，嚥下障害が生じる．下部食道の機能的狭窄により口側食道の拡張が見られる．

I章 心大血管陰影

07 シルエットサイン

重要度：★★★

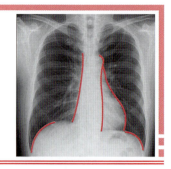

> **CHECK POINT** 本来見えるべき心大血管や横隔膜と肺の境界線が見えているかどうか

- ☑ シルエットサインは心大血管や横隔膜とエックス線の吸収の程度が近い病変（肺炎，肺腫瘍，縦隔腫瘤，胸水など）に対して用いる．
- ☑ 心大血管や横隔膜と正常肺の境界面が，エックス線束と平行になっている場合，エックス線写真上，その部分の辺縁は明瞭に描出される（図1）．
- ☑ 一方，この部分に接して上記の肺炎や肺腫瘍，縦隔腫瘤などの病変が存在する場合には，本来見えるはずの境界線が不明瞭となる（シルエットサイン陽性）．
- ☑ 逆にシルエットサイン陽性の場合には，境界線となるべき部分に病変が存在していることになり（図2，3），陰性の場合には境界線となるべき部分に病変が存在していないことになる（図2，4）．したがって，シルエットサインを評価することで，病変の深さの情報を得ることができる．

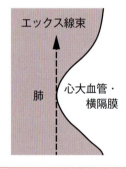

図1　エックス線束と境界線
心大血管や横隔膜と正常肺の境界面で，エックス線束と平行になっている部分が，辺縁として明瞭に描出される．

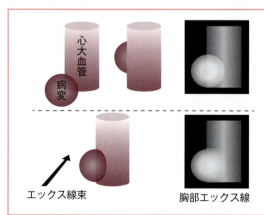

図2　エックス線束と境界線
上段：心大血管の前または後ろに病変が存在している場合には，エックス線写真上，心大血管の本来の境界線が見える（シルエットサイン陰性）．
下段：心大血管の真横に接して病変が存在している場合には，エックス線写真上，心大血管の本来の境界線が不明瞭となる（シルエットサイン陽性）．

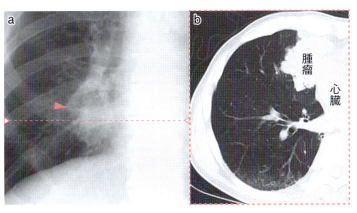
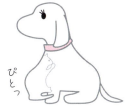

図3　右中葉の腫瘤（肺癌）

a. **胸部エックス線**：右下肺野内側部に腫瘤影（▶）を認める．心大血管陰影右第2弓（右房右縁；Ⅰ章09「シルエットサインと肺区域」図1参照）は不明瞭である（シルエットサイン陽性）．
b. **CT（軸位断）**：右中葉（主にS^5）に腫瘤が見られ，右房の右縁に接している．

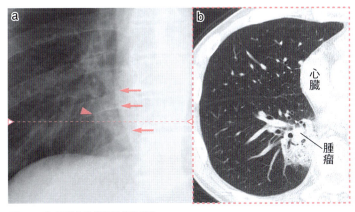
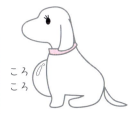

図4　右下葉の腫瘤（肺癌）

a. **胸部エックス線**：右下肺野内側部に腫瘤影（▶）を認める．心大血管陰影右第2弓（右房右縁，→）は明瞭である（シルエットサイン陰性）．
b. **CT（軸位断）**：右下葉（S^7・S^{10}）の腫瘤は右房の背側に存在している．

MEMO

エックス線写真のコントラストを強調するために造影剤が使用されることがある．造影剤のうち，空気や炭酸ガスのようにエックス線が透過しやすいものは写真上，"黒く"見え，陰性造影剤と呼ばれる．一方，硫酸バリウムやヨード化合物は写真上，"白く"見え，陽性造影剤と呼ばれる．

I章　心大血管陰影

08 シルエットサインの応用

重要度：★☆☆

> **CHECK POINT**
> 肺尖部腫瘤の境界が明瞭かどうか，
> 肺門部腫瘤と重なる血管陰影の境界が明瞭かどうか

- ☑ シルエットサインは心大血管や横隔膜以外の構造にも適用できる．
- ☑ 肺尖部近くの腫瘤性病変では，鎖骨上部においても腫瘤の外側部の境界が明瞭な場合，気管より背側の腫瘤を疑う（**図1，2**）．気管より腹側の腫瘤では鎖骨より上部に存在する部分の境界は不明瞭となる（**図1，3，4**）．
- ☑ 肺門部に病変が存在する場合，病変により肺門部の血管が空気と接しなくなるため，血管陰影の境界が不明瞭となる（**図5，6**，シルエットサイン陽性）．一方，肺門の腹側または背側に病変が存在している場合には，肺門の血管は空気で囲まれているため，血管陰影の境界は明瞭である（**図7**，シルエットサイン陰性）．

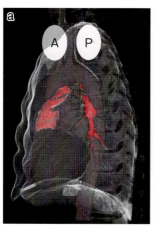
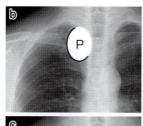
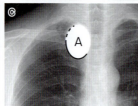

図1　肺尖部腫瘤の境界

a．**3D-CT（側面像）**：気管より背側では高い位置まで肺が存在しており，腫瘤（P）と肺が直接接している．一方，気管より腹側では，鎖骨上部で腫瘍（A）の外側は胸壁と接している．

b．**胸部エックス線**：気管より背側の腫瘤（P）の場合，外側部が高い位置まで肺に覆われているため，境界は明瞭である（実線）．

c．**胸部エックス線**：気管より腹側の腫瘤（A）の場合，腫瘤上外側部の辺縁は胸壁によりシルエットサイン陽性となり（点線），境界が不明瞭となる（頸胸部徴候陽性）．

後ろにある月（気管後方腫瘤）の境界は明瞭．手前のたき火（気管前方腫瘤）では上部の境界が不明瞭．

08・シルエットサインの応用

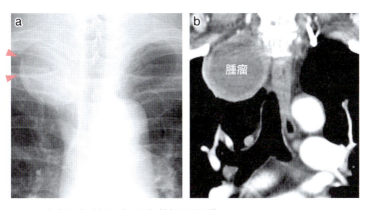

図2　肺尖部気管後方腫瘤（神経鞘腫）
a．胸部エックス線，b．CT（冠状断）：腫瘤上外側部の辺縁は境界明瞭である（▶：頸胸部徴候陰性）．

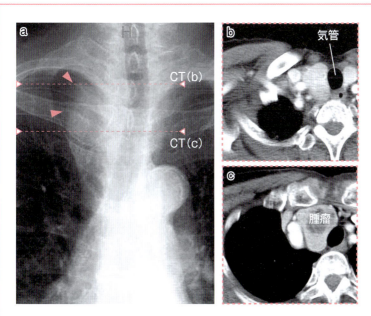

図3　肺尖部気管前方腫瘤（甲状腺腫）
a．胸部エックス線：腫瘤上外側部の辺縁は境界不明瞭である（▶：頸胸部徴候陽性）．
b，c．CT（軸位断）：甲状腺と連続して縦隔腹側部に腫瘤が存在している．

MEMO

後縦隔腫瘍の中では神経原性腫瘍の頻度が高く，交感神経や肋間神経由来のことが多い．

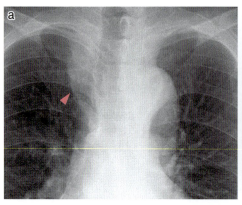
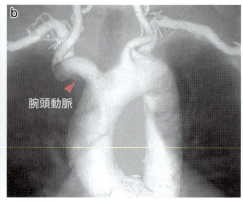

図4 肺尖部気管前方病変（腕頭動脈蛇行）

a. 胸部エックス線，b. 3D-CT：動脈硬化性変化により腕頭動脈が蛇行し，縦隔上部右側に腫瘤状に突出することがある（▶）．この腫瘤影も甲状腺腫瘤と同様に鎖骨上部では外側部の境界が不明瞭となる（頸胸部徴候陽性）．

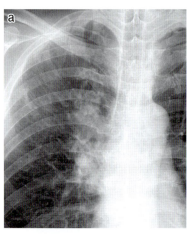
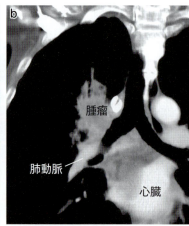
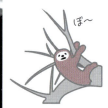

図5 右肺門部の腫瘤（肺癌）

a. 胸部エックス線：肺門部に腫瘤影が見られる．肺門部の血管陰影の境界は不明瞭である（シルエットサイン陽性）．
b. CT（冠状断）：肺門部の血管に接して腫瘤が存在している．

MEMO

腕頭動脈蛇行の場合，甲状腺腫瘤とは異なり，気管の圧排・偏位は見られない．

08・シルエットサインの応用

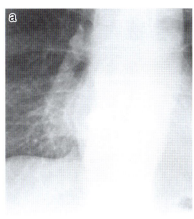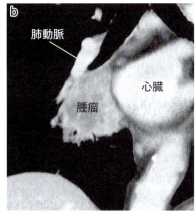

図6　右肺門部の腫瘤（肺癌）

a. **胸部エックス線**：肺門部に腫瘤影が見られる．肺門部の血管陰影との境界は不明瞭である（シルエットサイン陽性）．
b. **CT（冠状断）**：肺門部の血管（肺動脈）に接して腫瘤が存在している．

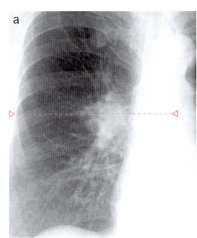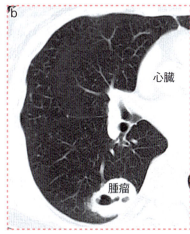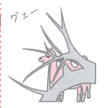

木（肺門部血管）の後ろにラクダ（腫瘤）がいても木の輪郭は見える．

◆注意◆
胸部エックス線写真の場合には，木の前にラクダがいても木の輪郭は見える．

図7　右肺門背側部の腫瘤（肺癌）

a. **胸部エックス線**：肺門部に腫瘤影が見られる．肺門部の血管陰影の境界は明瞭であり，肺門部の血管に接する場所には病変が存在していないと考えられる（シルエットサイン陰性）．
b. **CT（軸位断）**：肺門部の背側（S^6）に腫瘤が存在している．

Ⅰ章　心大血管陰影

09 ● シルエットサインと肺区域

重要度：★★★

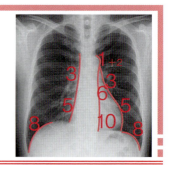

> **CHECK POINT**　シルエットサインが陽性の場合，肺病変はどこにあるか

☑ 正面像で，心大血管（図1）や横隔膜と境界線を形成する肺の区域はほぼ決まっているため（図2〜4），これらの構造とシルエットサインが陽性の場合には，病変の存在部位の評価に有用である（図5〜8）．

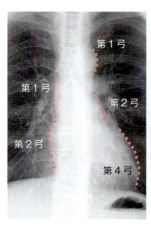
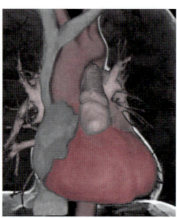

図1　心大血管陰影

心大血管陰影右第1弓は上大静脈，右第2弓は右房，左第1弓は大動脈弓，左第2弓は肺動脈幹，左第3弓は左心耳，左第4弓は左室に相当する．なお，健常者では左第3弓は見えない．

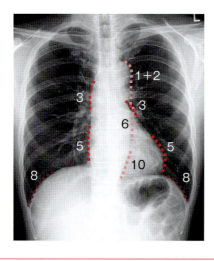

図2　シルエットサイン陽性のときに病変の存在が疑われる肺区域

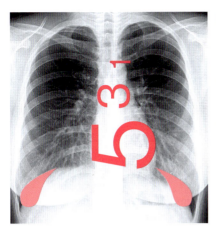

図3　心大血管陰影および横隔膜と肺区域

大動脈弓上部に接するのが$S^{1(+2)}$，右第1弓/左第2弓に接するのがS^3，右第2弓/左第4弓に接するのがS^5である．横隔膜もシルエットサインに用いることができるが，横隔膜外側に接するのはS^8である．

◆注意◆
左S^4はS^3とS^5の間に存在しており（巻頭カラー「肺区域の覚え方」参照），心臓左縁と接しているため，S^4の病変でも心陰影左縁の不明瞭化が生じうるが，暗記しやすいように上記の説明では割愛した．横隔膜内側上縁は正常でもしばしば不明瞭化しているため，シルエットサインを適用しないほうが無難である．

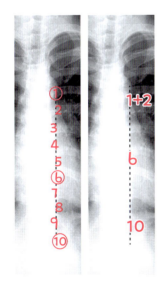

図4　下行大動脈左縁と肺区域

- 1〜10までの数字を下行大動脈左縁に沿って書こうとしても，2, 3, 5, 8 はうまくくっつかない．
- 4, 7, 9 は下行大動脈左縁にくっつけることができるものの，肺のない縦隔側に数字がはみだしてしまう．
- 1, 6, 10 は下行大動脈左縁にくっつけて肺側に数字が書ける．
- そこで，「下行大動脈左縁に接しているのは$S^{1(+2)}$, S^6, S^{10}である」と覚えると楽．

MEMO

- 高齢者では動脈硬化により上行大動脈が右方へ突出しているため，上行大動脈がしばしば心大血管陰影右第1弓となる．
- 心大血管陰影左第3弓は，僧帽弁狭窄症，僧帽弁閉鎖不全症，心不全など左房の拡張をきたす疾患で見られることがある．

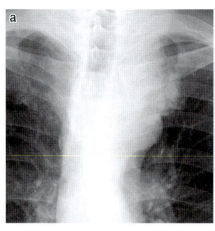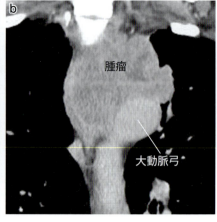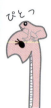

図5 左S^{1+2}病変（肺癌）
a. 胸部エックス線：左上肺野縦隔寄りに腫瘤影が見られ，大動脈弓上縁が不明瞭である．
b. CT（冠状断）：大動脈弓部頭側に接する腫瘤が見られる．

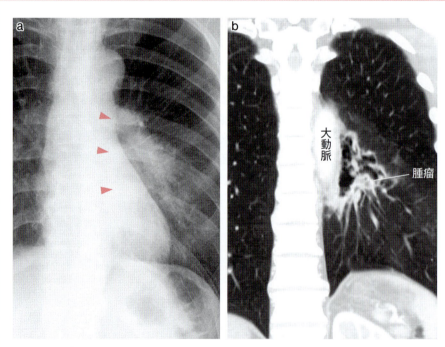

図6 左S^{6}病変（肺癌）
a. 胸部エックス線：左肺門部に腫瘤影が見られる．下行大動脈左縁が不明瞭である（▶）．
b. CT（冠状断）：下行大動脈に接して空洞を伴った腫瘤が見られる．

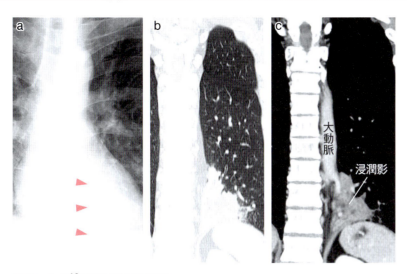

図7　左S^{10}病変（肺分画症）

a. **胸部エックス線**：心陰影に重なって左下肺野縦隔側に浸潤影が見られる．下行大動脈左縁が不明瞭である（▶）．
b. **CT（冠状断，肺野条件），c. 同（縦隔条件）**：下行大動脈に接して浸潤影が見られる．

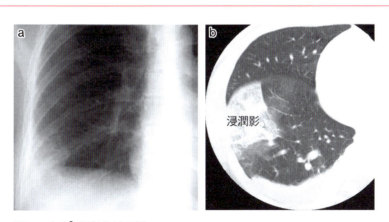

図8　右S^{8}病変（肺梗塞）

a. **胸部エックス線**：右下肺野外側に浸潤影が見られる．横隔膜上縁外側部が不明瞭である．
b. **CT（軸位断）**：右S^{8}に一致した浸潤影が見られる．

MEMO

　肺分画症とは，正常気管支と交通を持たない肺組織が，大動脈（またはその分枝）から分岐する異常血管から支配を受ける先天性の疾患である．病変が固有の胸膜に包まれる肺外型と病変が固有の胸膜を持たない肺内型に大別される．好発部位は左S^{10}である．診断確定のために以前はカテーテルを用いた血管造影を行って異常血管を証明していたが，最近では造影CTを用いて異常血管を証明することが多い．

I章 心大血管陰影

10 心横隔膜角部の心辺縁

重要度：★★☆

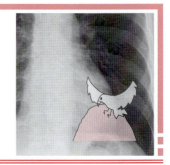

CHECK POINT | 心横隔膜角部の心辺縁が明瞭かどうか

- 心臓と横隔膜がなす角を心横隔膜角と呼ぶ．心横隔膜角部の心辺縁は通常明瞭である（図1）．
- 心横隔膜角部の心辺縁の境界が不明瞭で外側に淡い陰影が見られる場合，中葉舌区（S^4，S^5）の病変（図2）または心臓周囲の脂肪沈着が疑われる（図3）．
- 中葉舌区の病変では鳥が羽を広げたような淡い陰影（図2）が，心臓周囲の脂肪沈着では心臓から横隔膜側にかけて心横隔膜角を埋めるような淡い陰影（図3）が見える．

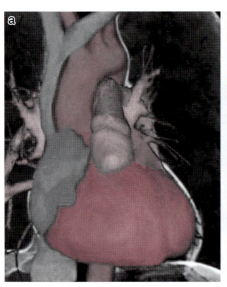
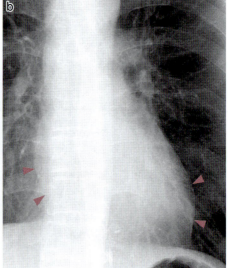

図1 正常像
a. 3D-CT，b. 胸部エックス線：心横隔膜角部の心辺縁は通常明瞭である（▶）．

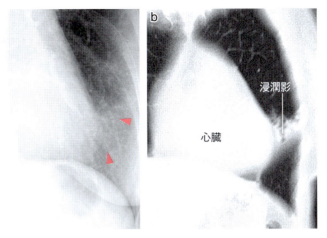

中葉舌区の病変は広げた鳥の翼の形．

図2 舌区の浸潤影

a. **胸部エックス線**：心横隔膜角部の心辺縁が不明瞭化し，心臓の外側に鳥が羽を広げたような淡い陰影が見られる（▶）．

b. **CT（冠状断）**：舌区に浸潤影が見られる．

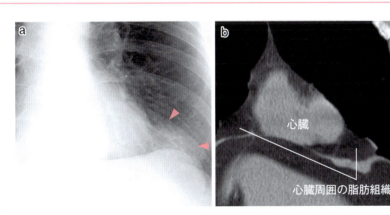
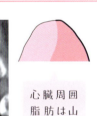

心臓周囲脂肪は山の形．

図3 心臓周囲脂肪沈着

a. **胸部エックス線**：心横隔膜角部の心辺縁が不明瞭化し，心臓の外側に心臓から横隔膜にかけて淡い陰影が見られる（▶）．

b. **CT（冠状断）**：心臓周囲に豊富な脂肪組織を認める．

MEMO

中葉（右S^4，S^5）や舌区（左S^4，S^5）は無気肺や慢性炎症を生じやすく，それぞれ中葉症候群，舌区症候群という名称で呼ばれる．

確認問題

異常所見はどこ？ ▶▶ 解答は30頁

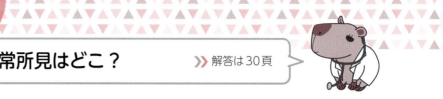

Q1
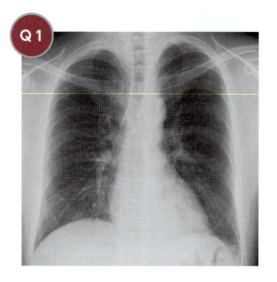

Q2
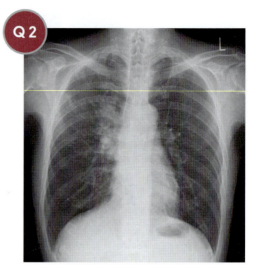

Q3
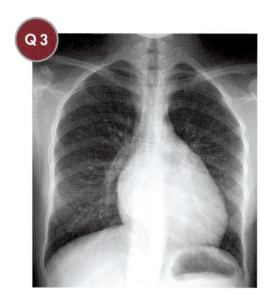

Q4
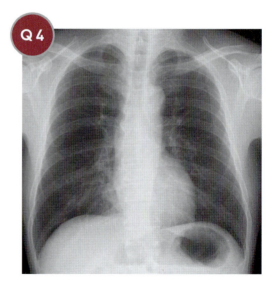

HINT　Q1・シルエットサイン　　Q2・肺門陰影　　Q3・心陰影　　Q4・シルエットサイン

確認問題

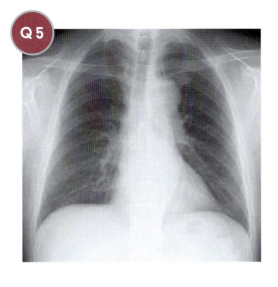

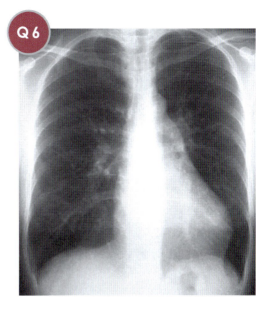

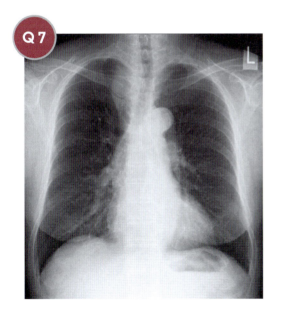

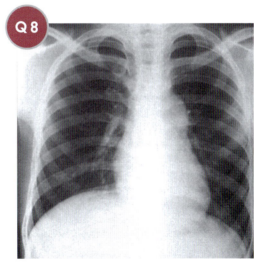

> **HINT**
> Q5・下行大動脈　　Q6・心陰影　　Q7・肺尖部　　Q8・心陰影

I章　心大血管陰影

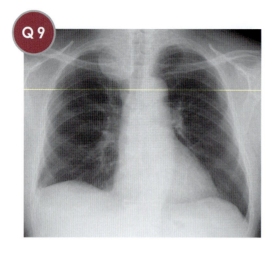

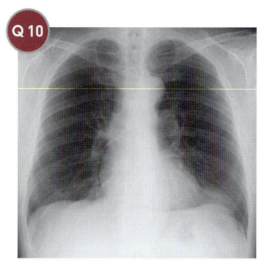

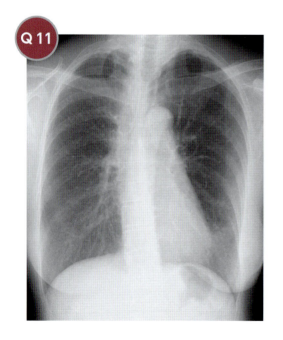

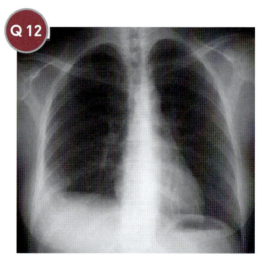

HINT
Q 9・肺尖部　　Q 10・心横隔膜角部　　Q 11・心横隔膜角部
Q 12・シルエットサイン

確認問題

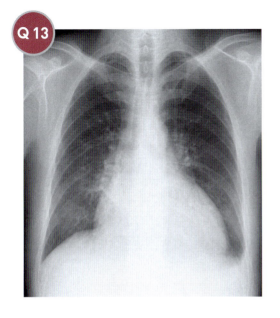
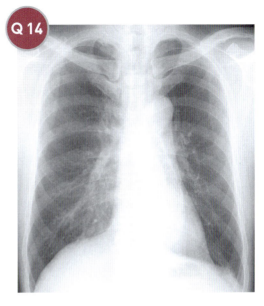
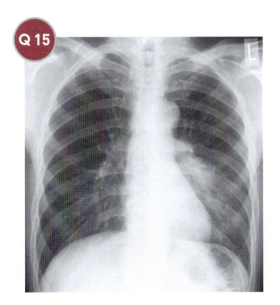
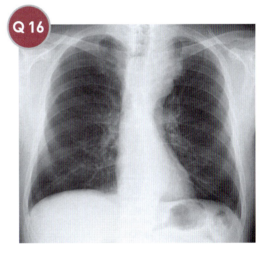

> **HINT**
> Q 13 • 心陰影　　Q 14 • 下行大動脈　　Q 15 • シルエットサイン
> Q 16 • シルエットサイン

29

Ⅰ章　確認問題

解　　答

Q 1　左S^{10}病変（肺分画症）（→23頁の図7 a）
Q 2　右肺門部の腫瘤（肺癌）（→18頁の図5 a）
Q 3　左房拡張（僧帽弁閉鎖不全症）（→13頁の図3）
Q 4　右下葉の腫瘤（肺癌）（→15頁の図4 a）
Q 5　大動脈左縁の変形（Stanford B型大動脈解離）
　　　（→5頁の図2 a）
Q 6　右室拡張（心房中隔欠損症）（→9頁の図3）
Q 7　肺尖部気管前方腫瘤（甲状腺腫）（→17頁の図3 a）
Q 8　肺動脈幹拡張（肺動脈狭窄症）（→11頁の図3）
Q 9　肺尖部気管後方腫瘤（神経鞘腫）（→17頁の図2 a）
Q 10　心臓周囲脂肪沈着（→25頁の図3 a）
Q 11　舌区の浸潤影（→25頁の図2 a）
Q 12　右S^8病変（肺梗塞）（→23頁の図8 a）
Q 13　左室拡張（拡張型心筋症）（→9頁の図2）
Q 14　左下葉無気肺（→3頁の図3 a）
Q 15　左S^6病変（肺癌）（→22頁の図6 a）
Q 16　左S^{1+2}病変（肺癌）（→22頁の図5 a）

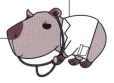

Ⅱ章

気管・中枢側気管支

- **01** 気管の圧排，気管・気管支の狭窄
- **02** 奇静脈弓の幅・右傍気管線の幅
- **03** 気管支の分岐パターン

　　　確認問題

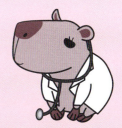

II章　気管・中枢側気管支

01 気管の圧排，気管・気管支の狭窄

重要度：★★☆

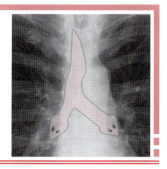

> **CHECK POINT** 気管の圧排所見や気管・気管支の狭窄所見がないかどうか

- ☑ 正常では気管下部左側が大動脈弓により軽度圧排されている(図1).
- ☑ この圧排所見が明らかではない場合，大動脈弓の位置を確認する(図2).
- ☑ 大動脈弓以外による気管の圧排・狭窄所見が見られた場合，気管に接する腫瘤(図3, 4)や気管病変(図5, 6)の存在が示唆される．特に胸郭入口部で気管の圧排所見は甲状腺腫瘤(図3, 4)が原因のことが多い．
- ☑ 気管支の狭窄所見の有無もチェックする(図7).

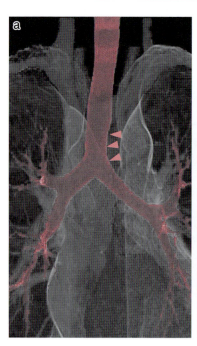
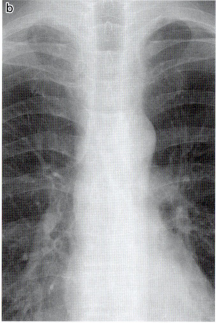

双頭のプラナリア(気管・気管支)は左から脇腹(気管下部)を押されている．

図1　正常像
a. 3D-CT, b. 胸部エックス線：大動脈弓が気管下部左壁を圧排している(▶).

01・気管の圧排，気管・気管支の狭窄

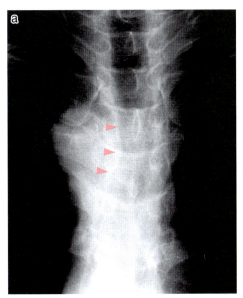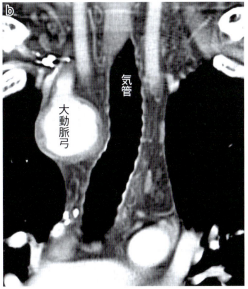

図2　気管の圧排（右側大動脈弓）
a．胸部エックス線，b．CT（冠状断）：右側大動脈弓により気管右壁が圧排されている（▶）．

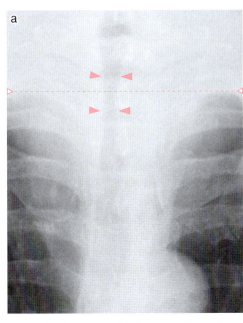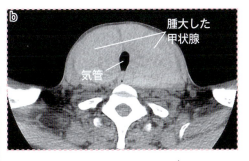

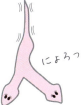

双頭のプラナリア（気管・気管支）は尾に近い側（胸郭入口部）で両側から押されている．

にょろっ

図3　気管の圧排・狭窄（Basedow病）
a．胸部エックス線，b．CT（軸位断）：腫大した甲状腺により胸郭入口部で気管が両側から圧排され，狭窄している（▶）．

33

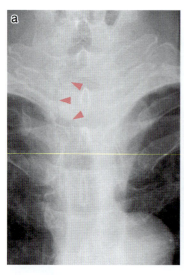
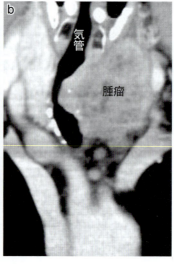

図4 気管の圧排・狭窄（甲状腺癌）
a. 胸部エックス線，b. CT（冠状断）：甲状腺左葉の腫瘤により胸郭入口部で気管左壁が圧排され，気管が狭窄している（▶）．

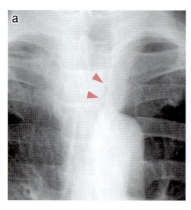
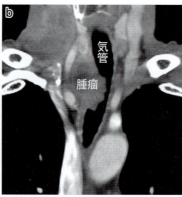
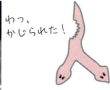

図5 気管の狭窄（気管腫瘍）
a. 胸部エックス線：気管が狭窄している（▶）．
b. CT（軸位断）：気管右壁から気管内に突出する腫瘤を認める．

MEMO

- 甲状腺癌の90％以上は乳頭癌であり，約5％が濾胞癌である．髄様癌と未分化癌はそれぞれ1〜2％程度である．
- 原発性気管腫瘍はまれであり，多くは悪性（扁平上皮癌，腺様嚢胞癌，粘表皮癌など）である．

01・気管の圧排，気管・気管支の狭窄

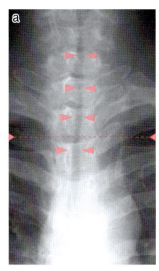
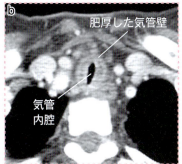
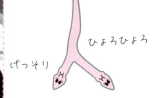

図6　気管の狭窄（再発性多発軟骨炎）
a．胸部エックス線：気管のびまん性狭窄が見られる（▶）．
b．CT（軸位断）：気管の壁肥厚が見られ，内腔が狭窄している．

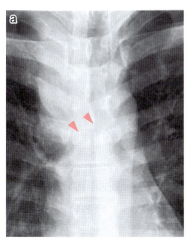
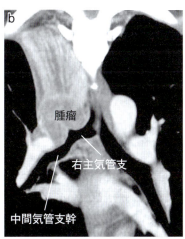

図7　気管支の狭窄（右肺門部腺癌）
a．胸部エックス線，b．CT（冠状断）：右肺門部腫瘤により右主気管支・中間気管支幹が狭窄している（▶）．右上葉は無気肺となっている．

MEMO

　再発性多発軟骨炎は全身の軟骨に繰り返し炎症が生じる原因不明の疾患である．耳介軟骨に好発するが，半数程度の症例では気管・気管支軟骨が侵され，気道狭窄を生じる．

35

▶ II章 気管・中枢側気管支

02 奇静脈弓の幅・右傍気管線の幅

重要度：★★☆

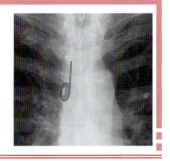

CHECK POINT 奇静脈弓の幅や右傍気管線の幅が大きくなっていないかどうか

- 奇静脈弓は正常では幅7mm以下である（図1）．
- 奇静脈弓の幅が10mm以上に増大している場合，奇静脈の血流増加や右心系の圧上昇による奇静脈の拡張のほかに，腫大リンパ節などの縦隔腫瘤も鑑別に挙げられる（図2）．
- 右傍気管線は成人では多くの場合に描出され，正常では幅4mm以下である（図1）．
- 右傍気管線の幅が増大している場合，腫大リンパ節などの縦隔腫瘤の存在が示唆される（図3）．

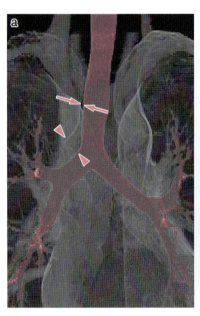
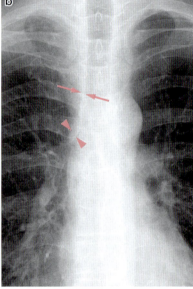

右傍気管線を音符の棒（符幹），奇静脈弓をたま（符頭）に見立てる．

図1　正常像
a．3D-CT，b．胸部エックス線：奇静脈弓（▶），右傍気管線（→）が描出されている．なお，CTは仰臥位で撮影されるため，奇静脈弓が拡張している．

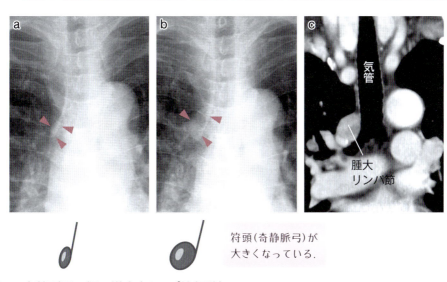

図2　奇静脈弓の幅の増大（リンパ節転移）
a. 胸部エックス線（1年前）：奇静脈弓の拡張は見られない（▶）．
b. 胸部エックス線（今回）：奇静脈弓の幅が増大している（▶）．
c. CT（冠状断）：下部気管の右側に腫大リンパ節が見られる．

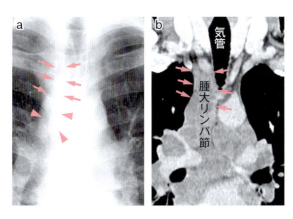

図3　奇静脈弓・右傍気管線の幅の増大（リンパ節腫大：サルコイドーシス）

a. 胸部エックス線：右傍気管線の幅が増大している（→）．奇静脈弓の幅も増大している（▶）．
b. CT（冠状断）：気管の右側に複数の腫大リンパ節が見られる（縦隔左側や両側肺門部にも腫大リンパ節が見られる）．

符幹（右傍気管線）と符頭（奇静脈弓）が大きくなっている．

MEMO

サルコイドーシスのリンパ節は融合傾向が乏しく1つ1つのリンパ節の形態を保っていることが多く，potato likeな腫大リンパ節と称される．

II章 気管・中枢側気管支

03 気管支の分岐パターン

重要度：★☆☆

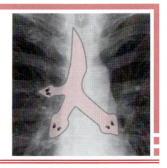

> **CHECK POINT** 気管支の分岐パターンが正常かどうか

- 第5胸椎付近の高さで気管は左右の主気管支に分岐する．
- 左主気管支に比べて右主気管支は短く，分岐角度が小さい（図1）．
- 気管支の分岐異常には，本来の分岐位置とは異なる位置から気管支が分岐するもの（図2）と，過剰な気管支が分岐するものがある．
- 無脾症や多脾症など内臓が左右対称に形成される内臓錯位症候群では，気管支の分岐パターンも左右対称である（図3）．
- 気管分岐角は通常50〜100°である．100°を超えている場合，リンパ節腫大，左房拡張（I章06「double density」図1参照），他の気管分岐下腫瘤（図4）の存在や，部分的な肺容積減少による気管支の偏位（IV章01「肺門陰影の高さ」図2参照）を疑う．

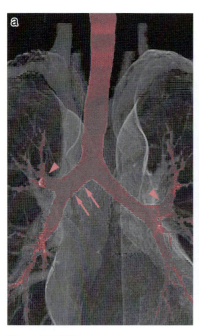 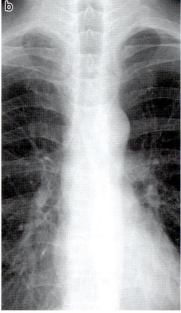 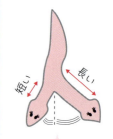

双頭のプラナリア（気管・気管支）では左の首（左主気管支）のほうが長く，分岐角度が大きい．

図1　正常像
a. 3D-CT, b. 胸部エックス線：右主気管支は対側より短い（→）．▶は左右上葉枝．

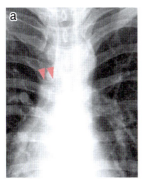 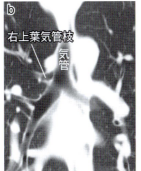

図2 気管支の分岐異常（右上葉気管気管支）

a．胸部エックス線，b．CT（冠状断）：気管下部右壁から右上葉気管支が分岐している（▶）．

双頭のプラナリア（気管・気管支）のお腹（気管）から別の首（右上葉気管支）が出ている．

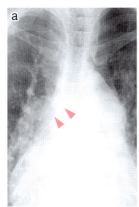 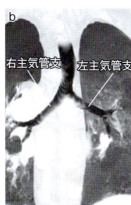

図3 気管支の分岐異常（左側相同：多脾症）

a．胸部エックス線，b．CT（冠状断）：両側とも左肺の分岐パターンであり，右主気管支が長く，左右の長さが同じ（▶）．

双頭のプラナリア（気管・気管支）の左右の首（左右主気管支）の長さが同じ．

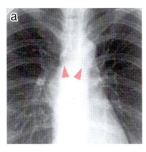 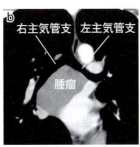

図4 気管分岐角開大（気管支囊胞）

a．胸部エックス線：気管分岐角の開大を認める（▶）．
b．CT（冠状断）：気管分岐下に腫瘤が見られる．

MEMO

　左右非対称であるはずの内臓が一部左右同じになっている状態は内臓錯位と呼ばれ，心疾患を合併することが多い．多脾症は内臓錯位症候群の一病型であり，複数の脾臓が認められ，肺は両側とも健常者の左肺パターン（2葉）である．一方，無脾症では脾臓は認められず，肺は両側とも健常者の右肺パターン（3葉）である．

確認問題

異常所見はどこ？
>> 解答は42頁

Q1
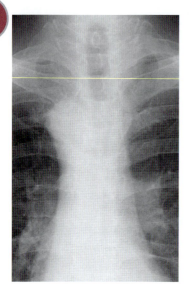

Q2
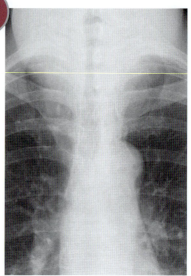

Q3
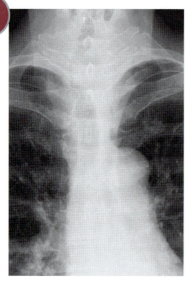

Q4
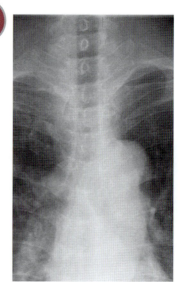

HINT
Q1・圧排　　Q2・圧排・狭窄　　Q3・圧排・狭窄　　Q4・奇静脈弓

確認問題

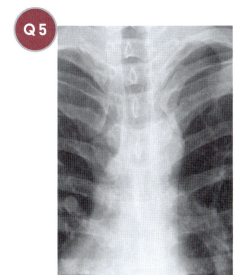 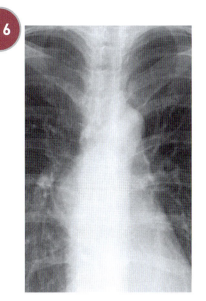

> HINT
> Q5・分岐パターン　　Q6・気管分岐角

41

Ⅱ章 確認問題

解　答

Q1　気管右壁の圧排（右側大動脈弓）（→33頁の図2a）
Q2　気管の両側性圧排・気管の狭窄（Basedow病）（→33頁の図3a）
Q3　気管左壁の圧排・気管の狭窄（甲状腺癌）（→34頁の図4a）
Q4　奇静脈弓の幅の増大（リンパ節転移）（→37頁の図2b）
Q5　右上葉枝の分岐異常（右上葉気管気管支）（→39頁の図2a）
Q6　気管分岐角の開大（気管支嚢胞）（→39頁の図4a）

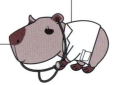

III章

縦隔（その他）・上腹部

01 ・ 大動脈肺動脈窓左縁の突出

02 ・ 縦隔や横隔膜下のガス

03 ・ 縦隔の石灰化

　　　確認問題

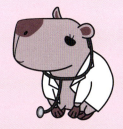

Ⅲ章 縦隔（その他）・上腹部

01 大動脈肺動脈窓左縁の突出

重要度：★★☆

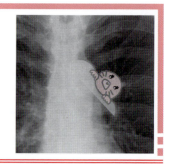

> **CHECK POINT** 大動脈肺動脈窓左縁が突出していないかどうか

- ☑ 大動脈肺動脈窓とは，上方を大動脈弓下縁，下方を左肺動脈上縁，内側を左主気管支・気管，外側を縦隔胸膜で囲まれた縦隔の一部分である（図1）．
- ☑ 大動脈肺動脈窓には，脂肪組織のほかに大動脈下リンパ節および左反回神経が含まれる．
- ☑ 大動脈肺動脈窓の左縁が外向きに突出している場合，腫大した大動脈下リンパ節などの腫瘤性病変の存在を疑う（図2，3）．

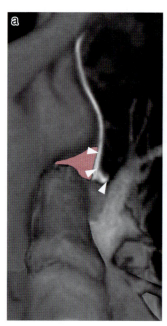 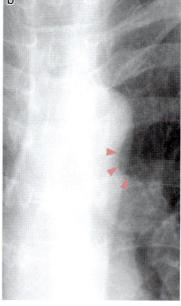 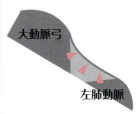

2つの岩（大動脈弓と左肺動脈）の間にくぼみ（大動脈肺動脈窓左縁）がある．

図1　正常像
a. **3D-CT**：着色部が大動脈肺動脈窓である．
b. **胸部エックス線**：大動脈肺動脈窓の左縁と肺の境界線は通常くぼんでいる（▶）．

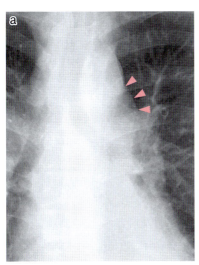 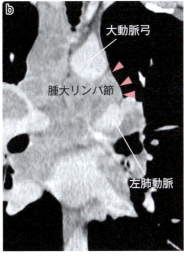 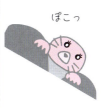

図2　大動脈肺動脈窓左縁の突出（リンパ節腫大：サルコイドーシス）
a. 胸部エックス線：大動脈肺動脈窓左縁は肺側に突出している（▶）．
b. CT（冠状断）：大動脈下リンパ節（▶）をはじめとした縦隔リンパ節の腫大が見られる．

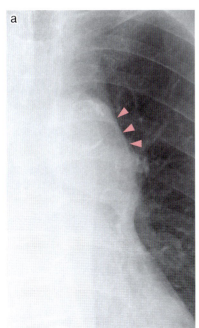 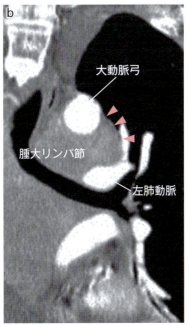

図3　大動脈肺動脈窓左縁の突出（リンパ節腫大：悪性リンパ腫）
a. 胸部エックス線：大動脈肺動脈窓左縁は肺側に突出している（▶）．
b. CT（冠状断）：大動脈下リンパ節（▶）を含む縦隔リンパ節が腫大し，一塊となっている．

Ⅲ章 縦隔（その他）・上腹部

02 縦隔や横隔膜下のガス

重要度：★★★

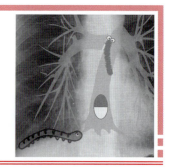

> **CHECK POINT** 縦隔や横隔膜下の組織に異常なガス像がないかどうか

- ☑ 縦隔気腫が生じた場合，縦隔の脈管や筋膜に沿うような線状や点状のガス像が見られる（図1）．
- ☑ 左横隔膜下に胃泡があることを確認する（図2〜4）．胃泡が見られない場合，食道裂孔ヘルニアの可能性がある（図5）．
- ☑ 食道裂孔ヘルニアでは，通常，縦隔下部に液面形成を伴うガスが見られる（図5）．
- ☑ 食道アカラシアでは拡張した食道内に液面形成を伴うガス像が見られることがある（図6）．
- ☑ 横隔膜に沿った腹腔内遊離ガスもチェックする（図7）．腹腔内遊離ガスは右側のほうが左側より評価しやすい．

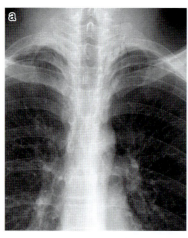
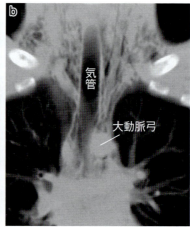
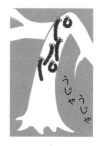

図1　縦隔気腫
a．胸部エックス線，b．CT（冠状断）：縦隔上部を中心として線状・点状のガスが見られる．

MEMO

縦隔に遊離ガスが存在する病態を縦隔気腫という．肺胞破裂による縦隔への空気の侵入，気管・気管支あるいは食道の損傷，ガス産生菌感染，頸部や後腹膜の遊離ガスの縦隔への進展などが原因となる．

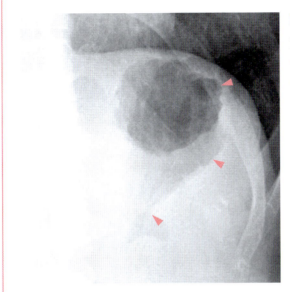

図2　胃泡
左横隔膜下に胃底部に溜まったガス（▶）が見られる．ガスの辺縁に胃の襞に対応する凹凸が見られる．

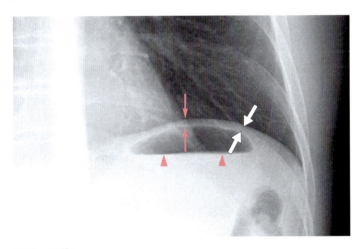

図3　胃泡
左横隔膜下に液面形成（▶）を伴う胃泡が見られる．胃の襞に相当するガス像辺縁の凹凸は目立たないため，腹腔内遊離ガスとの鑑別が必要であるが，ガスの中央部（→）と辺縁部（⇨）では横隔膜上縁との距離が異なる点や，全体的にガスと横隔膜上縁の距離が離れている点から胃泡と考えられる（49頁図7参照）．

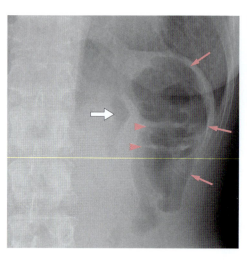

図4 胃泡と結腸ガス

脾彎曲部の結腸ガスが左横隔膜下に見られることがある(→).ハウストラに一致するようにガス像にくびれ(▶)が見られる.胃泡はその内側に見られる(⇨).

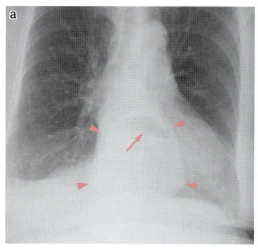
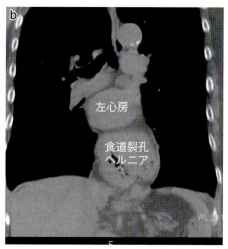

図5 縦隔下部の異常ガス(食道裂孔ヘルニア)

a. **胸部エックス線**:縦隔下部に腫瘤影が見られ(▶),腫瘤影の上部には液面形成(→)を伴うガス像が認められる.横隔膜下に胃泡は見られない.

b. **CT(冠状断)**:食道裂孔ヘルニアを認める.なお,CTは仰臥位にて撮影されるため,冠状断では液面形成は見られない.

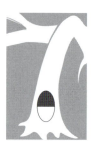

木(縦隔)の下のほうに穴が開いて(胃泡があり)中に水が貯まっている.

MEMO

成人の食道裂孔ヘルニアは高齢女性に好発し,無症状のことが多い.

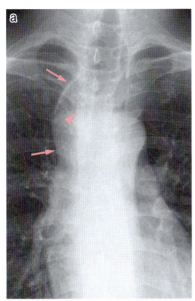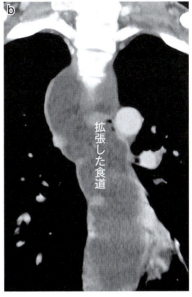

図6 縦隔上部の異常ガス（食道アカラシア）

a. 胸部エックス線：縦隔上部に腫瘤影が見られ（→），腫瘤影の上部には液面形成を伴うガス像が認められる（▶）．

b. CT（冠状断）：食道の拡張が見られる．なお，CTは仰臥位にて撮影されるため，冠状断では液面形成は見られない．

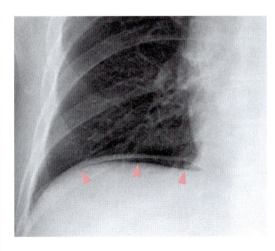

図7 腹腔内遊離ガス（胃潰瘍穿孔）

右横隔膜上縁に沿った空気が見られる（▶）．横隔膜上縁とガスは近接している．

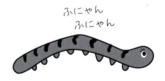

横隔膜下面に沿って細長い虫（腹腔内遊離ガス）が見られる．

Ⅲ章　縦隔（その他）・上腹部

03 ● 縦隔の石灰化

重要度：★★☆

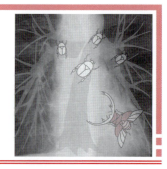

> **CHECK POINT**　縦隔に石灰化がないかどうか

- ☑ 心大血管の石灰化としては，心膜の石灰化（図1），大動脈の石灰化（図2），冠動脈の石灰化（図3），心筋の石灰化，弁尖の石灰化，弁輪の石灰化（図4）などが挙げられる．
- ☑ 心膜の石灰化は心臓辺縁部の弧状の石灰化となる（図1）．
- ☑ 大動脈の石灰化は辺縁に沿って見られる（図2）．
- ☑ 動脈瘤の石灰化はC字形，O字形のことが多い（図3）．
- ☑ 僧帽弁輪の石灰化は，比較的よく見られ，J字形，逆C字形のことが多い（図4）．
- ☑ 縦隔や肺門のリンパ節石灰化は珪肺（図5），リンパ節結核（図6），サルコイドーシスなどで見られる．リンパ節の卵殻様石灰化は珪肺を示唆する所見であるが，サルコイドーシスにおいても同様の所見が見られることがある．
- ☑ 気管・気管支軟骨は加齢に伴い石灰化する．この石灰化は特に女性で多く見られる．臨床的には問題とならない．胸部エックス線写真では気管・気管支の辺縁に沿って不連続な石灰化が見られる（図7）．

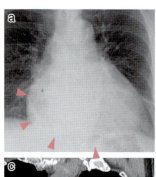
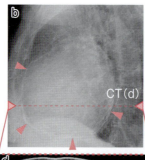
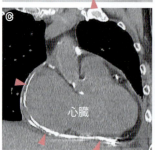
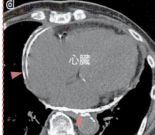
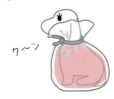

図1　心膜石灰化（収縮性心膜炎）
a. 胸部エックス線（正面像），
b. 同（側面像）：心陰影に沿って白くて細い弧状の線（▶）が見られる．
c. CT（冠状断），d. 同（軸位断）：心膜の石灰化（▶）を認める．

犬（心臓）を包む白い袋（石灰化した心膜）が見える．

50

03・縦隔の石灰化

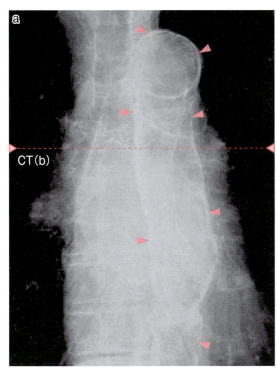
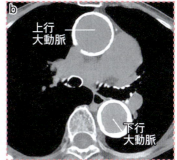
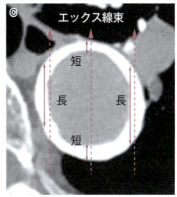

図2　大動脈石灰化（高安動脈炎）

a．**胸部エックス線（正面像）**：大動脈の辺縁に沿って石灰化（▶）が見られる．

b．**CT（軸位断）**，c．**同（軸位断拡大図）**：全周性に大動脈壁の石灰化が見られるが，大動脈の外側部ではエックス線が石灰化病変を通過する距離（↔）が長いため，エックス線の吸収が多く，胸部エックス線写真上，動脈の辺縁が"白く"なる．

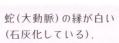
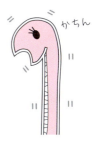

MEMO

- 収縮性心膜炎では炎症により心膜に線維化や石灰化が生じる．心臓の機械的な拡張障害により右心系にうっ滞が生じる．以前は結核感染によるものが多かったが，近年では特発性やウイルス性など他の原因によるものが多くなった．
- 以前，高安動脈炎は大動脈炎症候群とも呼ばれていたが，大動脈とその分枝だけではなく，肺動脈にも慢性炎症を生じることがある．炎症の結果，これらの血管に狭窄や閉塞を生じることがある．

III章　縦隔（その他）・上腹部

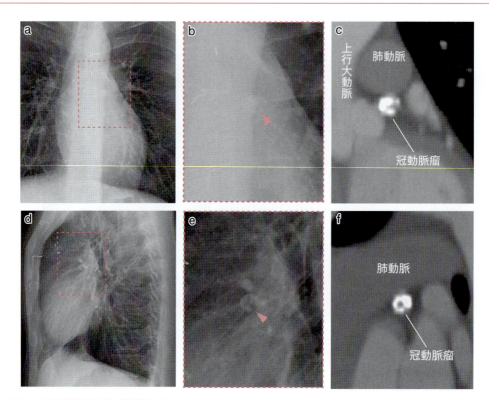

図3　冠動脈石灰化（川崎病）

a．胸部エックス線（正面像），b．同（正面像拡大図），c．CT（冠状断），d．胸部エックス線（側面像），e．同（側面像拡大図），f．CT（矢状断）：胸部エックス線写真上，心基部に不整なリング状石灰化（▶）が見られる．CTでは，冠動脈瘤の壁に粗大な石灰化を認める．

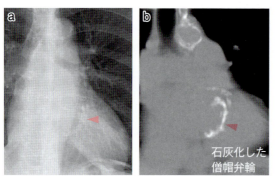

図4　僧帽弁輪石灰化

a．胸部エックス線（正面像）：心陰影に重なって，逆C字形の不整な石灰化（▶）が見られる．
b．CT（冠状断）：僧帽弁輪に一致した石灰化（▶）を認める．

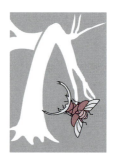

木（縦隔）にいるクワガタの角（僧帽弁輪石灰化）が見える．

52

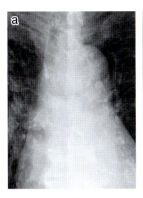
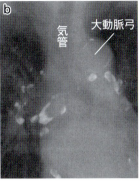
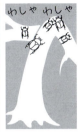

図5　リンパ節石灰化（珪肺）
a.　胸部エックス線，b.　3D-CT：両側肺門・縦隔両側に辺縁部が石灰化したリンパ節を複数認める．

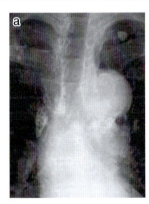
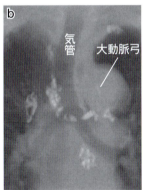

図6　リンパ節石灰化（リンパ節結核）
a.　胸部エックス線，b.　3D-CT（冠状断）：右肺門・縦隔両側・左鎖骨上窩に石灰化リンパ節を認める．

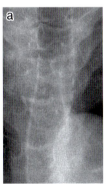
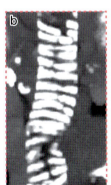
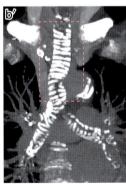
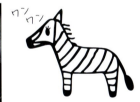

図7　気管・気管支軟骨の石灰化（高齢女性）
a.　胸部エックス線，b.　CT（冠状断）：高齢女性ではしばしば気管・気管支軟骨の石灰化が認められる．胸部エックス線写真上は，気管・気管支辺縁に"白い"点線が見られる．

確認問題

異常所見はどこ？

>> 解答は56頁

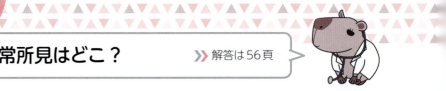

Q1
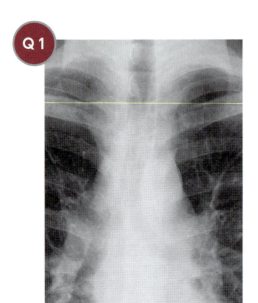

Q2
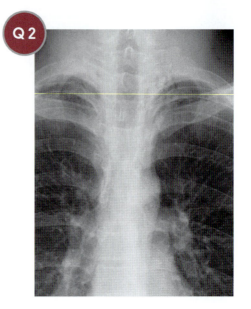

Q3
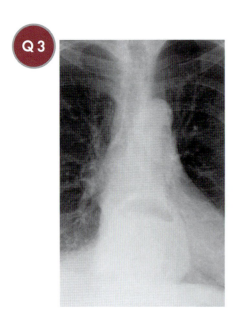

Q4
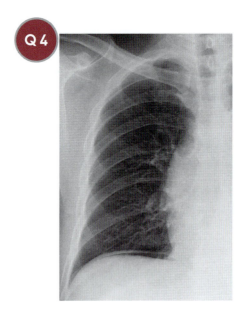

HINT
Q1・大動脈肺動脈窓左縁　　Q2・異常ガス　　Q3・異常ガス
Q4・異常ガス

確認問題

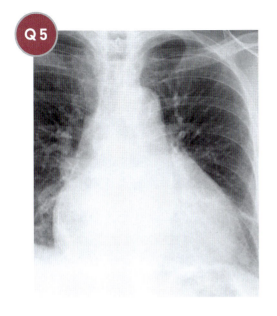

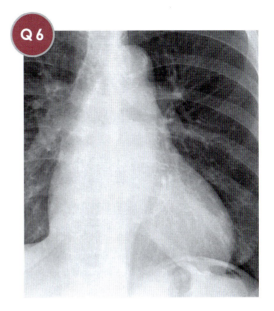

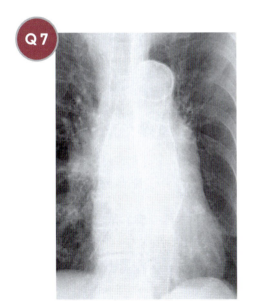

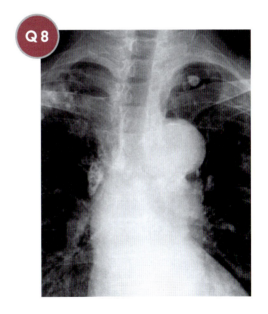

> **HINT**
> Q5・石灰化　Q6・石灰化　Q7・石灰化　Q8・石灰化

Ⅲ章　確認問題

解　答

- **Q1** 大動脈肺動脈窓左縁の突出（サルコイドーシス）
  （→45頁の図2 a）
- **Q2** 縦隔内の線状・点状のガス像（縦隔気腫）
  （→46頁の図1 a）
- **Q3** 縦隔下部の異常ガス（食道裂孔ヘルニア）（→48頁の図5 a）
- **Q4** 腹腔内遊離ガス（胃潰瘍穿孔）（→49頁の図7）
- **Q5** 心膜石灰化（収縮性心膜炎）（→50頁の図1 a）
- **Q6** 僧帽弁輪石灰化（→52頁の図4 a）
- **Q7** 大動脈石灰化（高安動脈炎）（→51頁の図2 a）
- **Q8** リンパ節石灰化（リンパ節結核）（→53頁の図6 a）

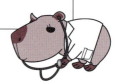

Ⅳ章

肺　門

01 ● 肺門陰影の高さ

02 ● 肺葉性無気肺

03 ● 肺門陰影の辺縁

04 ● 肺門陰影の透過性

05 ● 肺門陰影の大きさ

確認問題

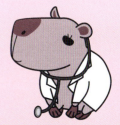

Ⅳ章 肺門

01 ● 肺門陰影の高さ

重要度：★★☆

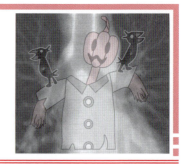

> **CHECK POINT** 　左右の肺門の高さのバランスはどうか

- ☑ 健常者では肺門陰影は左側が1～2cm高いとされている（図1）．
- ☑ 大動脈弓をかかしの頭，左右肺動脈をかかしの腕に見立てて，かかしの腕の左右のバランスをチェックすると左右の肺門陰影の高さのバランスが評価しやすい（図1）．
- ☑ 右側が高い，あるいは左側が3cm以上高い場合には，肺容積の部分的異常を疑う．
- ☑ 部分的な容積減少は無気肺（図2～5）や肺葉切除後（図6），瘢痕（図7）などにより生じる．
- ☑ 肺容積増加は大きなブラや空気のとらえこみ（air-trapping）により生じる．

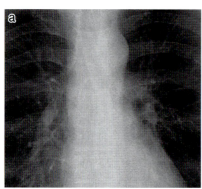
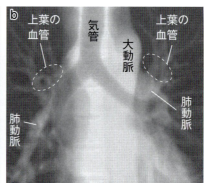
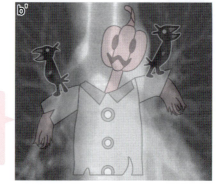

左腕（左肺門陰影）のほうが少し高い．両肩にはカラス（上葉に向かう血管影）が見られる．

図1　正常像
a．胸部エックス線，b．thick slab CT（冠状断）：左肺門陰影のほうが高く，それぞれの肺門部から上葉に向かう血管が見られる．

01・肺門陰影の高さ

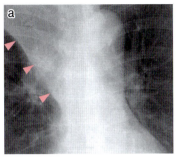
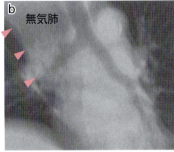
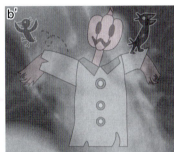

左右の腕(左右の肺門陰影)の高さが同じであり,右肩にカラス(上葉に向かう血管影)が見られない.

図2 右肺門陰影の挙上(右上葉無気肺)
a. 胸部エックス線,
b. thick slab CT(冠状断):左右の肺門陰影の高さが同じであり,右肺門が上がっているか,あるいは,左肺門が下がっているかのいずれかと考えられる.右肺門を頂点として右上肺野側に三角形の陰影(►)が見られることから(Ⅳ章02「肺葉性無気肺」参照),右上葉無気肺による右肺門の挙上を疑う.右肺門から右上葉に向かう血管影は不明瞭である.

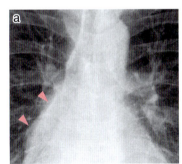
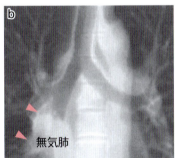
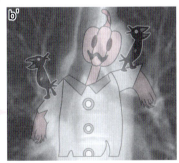

右腕(右肺門陰影)が低く,右腕の内側の境界が不明瞭である.

図3 右肺門陰影の低下(右下葉無気肺)
a. 胸部エックス線,
b. thick slab CT(冠状断):右肺門陰影が低く,右下行肺動脈(►)の内側の含気が見られない.

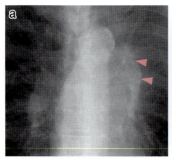
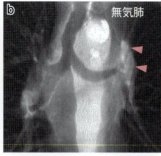
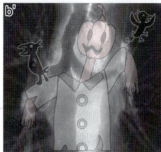

図4　左肺門陰影の挙上（左上葉無気肺）

a. 胸部エックス線,
b. thick slab CT（冠状断）：左肺門陰影が通常より高く（▶），左肺尖部側に向かう血管が少ない．左肺門部から肺尖部にかけて境界不明瞭な淡い陰影（無気肺）が見られる．

左腕（左肺門陰影）が極端に高く，左肩のカラス（上葉に向かう血管影）が見えづらい．

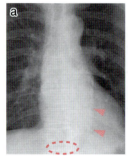
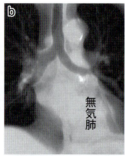
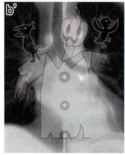

図5　左肺門陰影の低下（左下葉無気肺）

a. 胸部エックス線, b. thick slab CT（冠状断）：左右の肺門陰影の高さが同じであり，左肺門が下がっているか，あるいは，右肺門が上がっているかのいずれかと考えられる．下行大動脈左縁（▶）が大動脈裂孔（◯）に向かっていないように見えることも考慮して（Ⅰ章01「大動脈の走行と大動脈裂孔」図3参照），左下葉無気肺を疑う．

左右の腕の高さが同じである．

MEMO

葉間裂がエックス線束と平行な場合，胸部エックス線写真上，無気肺の辺縁に対応する葉間裂は境界明瞭な線となるが，葉間裂がエックス線束と平行ではない場合には無気肺の境界は不明瞭となる（**図4**）．

01・肺門陰影の高さ

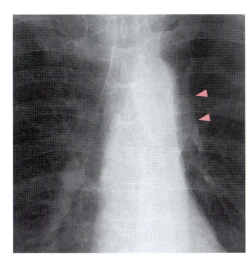

図6 左肺門陰影の挙上（左上葉切除後）
左肺門陰影が通常より高い（▶）．

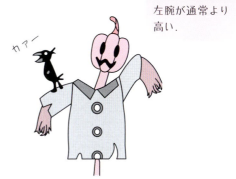

左腕が通常より高い．

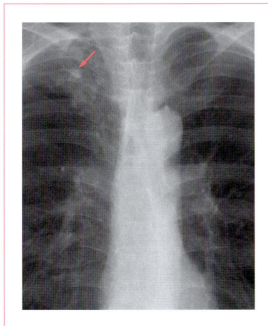

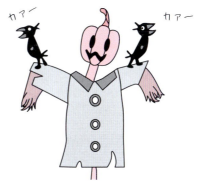

左右の腕の高さが同じである．

図7 右肺門陰影の挙上（右上葉瘢痕）
左右の肺門陰影の高さが同じであり，右肺門が上がっているか，あるいは，左肺門が下がっているかのいずれかと考えられる．右上葉に石灰化を伴う（→）陰影が見られることを考慮して，右肺門の挙上を疑う．

Ⅳ章 肺門

02 ● 肺葉性無気肺

重要度：★★★

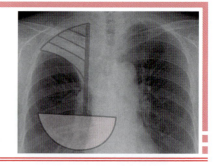

> **CHECK POINT** 肺門を頂点の一つとする三角形の"白い"陰影が見えないかどうか

- 無気肺とは，肺の含気が消失し，容積減少が生じた状態である．その機序から，閉塞性無気肺と非閉塞性無気肺に分けられる．特に，肺葉全体が無気肺となった状態を肺葉性無気肺という．
- 肺葉性無気肺の直接所見としては，無気肺によるエックス線の透過性低下（"白い"陰影）が挙げられる（図1〜5）．無気肺陰影は肺門を頂点の一つとする"ヨットの帆"のような三角形の"白い"陰影となる（図1〜3，5）．
- 間接所見として，病側肺門の偏位（図1，3〜5），病側胸郭の容積減少［病側への縦隔の偏位，病側横隔膜挙上（図4）など］，シルエットサイン（図2，3），含気が残存する近傍の肺葉の透過性亢進（図5）が見られることがある．
- 容積減少が高度な場合，縦隔陰影との区別が難しく，虚脱した肺を直接指摘することは困難となり，間接所見から肺葉性無気肺の存在を推測する（図5）．

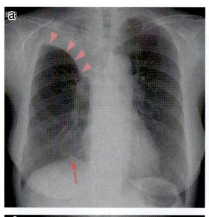

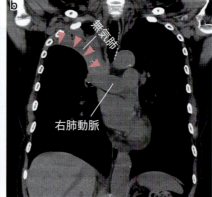

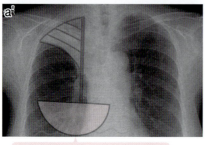

右上にヨットの帆が見られる．

図1　右上葉無気肺（扁平上皮癌）

a．胸部エックス線，b．CT（冠状断）：右肺尖部を底辺とし，右肺門を頂点とする無気肺陰影が見られる．右肺門の挙上を伴っている．無気肺陰影の下部の辺縁は小葉間裂に対応している（▶，Ⅵ章01「葉間裂」参照）．横隔陰影のテント状突出も認められる（→，Ⅶ章02「横隔膜の形態」参照）．

図2 右中葉無気肺

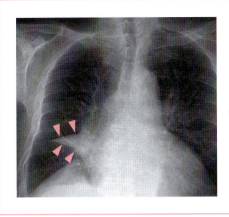
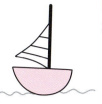

右下肺野に縦隔側から外側に向かう無気肺陰影が見られ（▶），心陰影右縁との境界は不明瞭である（シルエットサイン陽性）．無気肺陰影の上部の辺縁は小葉間裂に，下部の辺縁は大葉間裂に対応している．

右下部に外側に向かうヨットの帆が見られる．

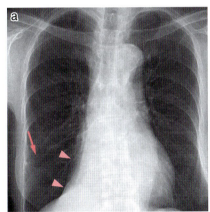
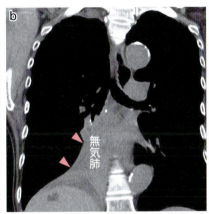

図3 右下葉無気肺

a．胸部エックス線，b．CT（冠状断）：右肺門を頂点とし，右横隔膜を底辺とする無気肺陰影が見られる（▶）．無気肺陰影の上部の辺縁は大葉間裂に対応している．小葉間裂は低下し（→），右肺門陰影も低下している．

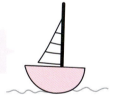

右下にヨットの帆が見られる．

MEMO

- 右上葉の肺門部に腫瘍があり，右上葉が無気肺となった場合，小葉間裂は肺門部側で下向きに凸，外側部で上向きに凸となる（右図）．これを inverted S sign と呼ぶ．
- 肺門部に生じやすい肺癌は扁平上皮癌と小細胞癌である．扁平上皮癌は無気肺や閉塞性肺炎を生じやすく，小細胞癌はリンパ節転移を生じやすい．
- 肺容積が減少した際，横隔膜陰影の頂部から頭側に向かうテント状突出が見られることがあり，これを juxtaphrenic peak sign と呼ぶ（図1，4参照）．

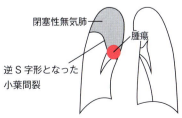

IV章　肺門

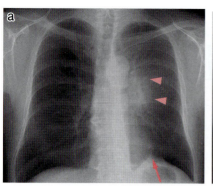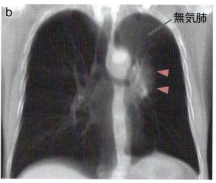

図4　左上葉無気肺

a．胸部エックス線，b．CT（冠状断）：左中肺野から上肺野にかけて無気肺陰影が見られる．無気肺陰影の境界は不明瞭である（IV章 **01**「肺門陰影の高さ」MEMO参照）．左肺門挙上（▶），左横隔膜挙上が見られる．横隔膜陰影のテント状突出も認められる（→）．

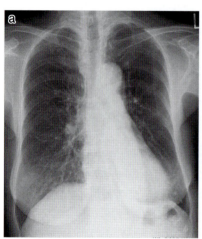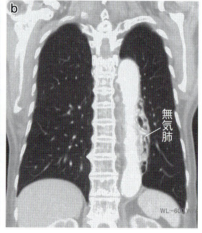

図5　左下葉無気肺

a．胸部エックス線，b．CT（冠状断）：容積減少が著明なため，無気肺陰影と縦隔陰影との区別が難しい．間接所見として，左肺門陰影の低下や含気が残存する左肺野の透過性亢進（右肺野より左肺野が"黒い"）が見られる．

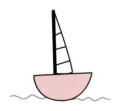

ヨットの帆は畳まれており，目立たない．

MEMO

閉塞性無気肺の原因として腫瘍，異物，粘液栓などが挙げられる．

IV章 肺門

03 ● 肺門陰影の辺縁

重要度：★★★

> **CHECK POINT** 肺門陰影が平滑かどうか

- ☑ 正常の肺門陰影は平滑である．
- ☑ 肺門陰影の辺縁が分葉状に見える場合，肺門部の腫瘍や腫大リンパ節の存在を疑う（図1, 2）．

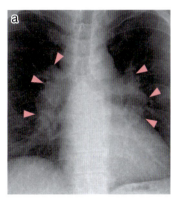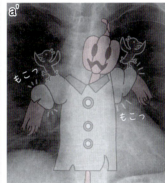

図1　分葉状の両側肺門陰影（両側肺門リンパ節腫大：サルコイドーシス）

両側肺門陰影は分葉状である（▶）．

かかしの両腕がもこもこ膨らんでいる．

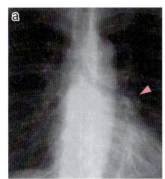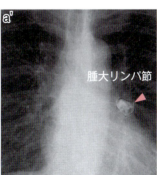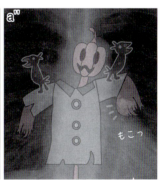

図2　分葉状の左肺門陰影（左肺門リンパ節腫大：リンパ節転移）
- a．胸部エックス線（正面像）：左肺門陰影は分葉状である（▶）．
- a'．胸部エックス線とCTの合成画像：左肺門リンパ節の腫大が見られる（▶）．

かかしの左腕の一部が膨らんでいる．

MEMO

両側肺門リンパ節腫大（bilateral hilar lymphadenopathy：BHL）をきたす疾患として，サルコイドーシス，リンパ節結核，悪性リンパ腫/白血病，癌の転移，珪肺などが挙げられる．

> Ⅳ章　肺門

04 ● 肺門陰影の透過性

重要度：★☆☆

> CHECK POINT　肺門陰影の透過性に左右差がないかどうか

- ☑ 健常者では多くの場合は肺門陰影の透過性に左右差はない（図1）．
- ☑ 片側肺門の透過性が低下している場合，肺門または肺門の前（図2），肺門の後ろ（図3）に腫瘤や浸潤影などの病変が存在している可能性がある．
- ☑ 縦隔陰影を手で隠すと肺門の透過性の左右差が評価しやすい（図1）．

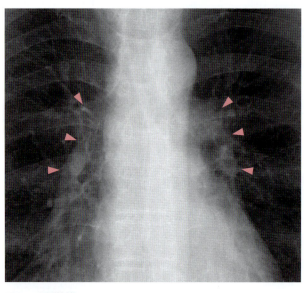

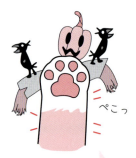

縦隔陰影を手で隠して，かかしの左右の腕の白さを比べてみる．

図1　正常像
肺門陰影（▶)の透過性に左右差はない．

MEMO

- 成人の縦隔腫瘍の中では胸腺腫が最も多い．
- 肺の球状の病変では，径が3cm以上のものを腫瘤，3cm未満のものを結節と呼ぶ．

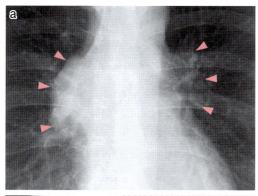
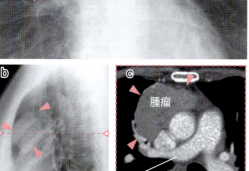

図2　肺門陰影の透過性の左右差（胸腺腫）

a. **胸部エックス線（正面像）**：左側に比べ右側の肺門陰影が"白い"（▶）．

b. **胸部エックス線（側面像）**：胸骨の背側に腫瘤影が見られる（▶）．

c. **CT（軸位断）**：前縦隔の腫瘤性病変（▶）は右肺門の腹側にまで突出している．

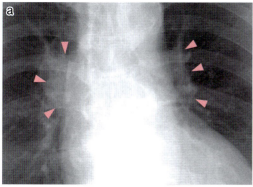
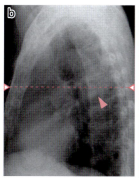
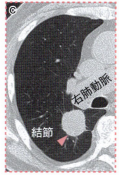

図3　肺門陰影の透過性の左右差（右S^6肺癌）

a. **胸部エックス線（正面像）**：左側に比べ右側の肺門陰影が"白い"（▶）．

b. **胸部エックス線（側面像）**：肺門の背側で椎体に重なり結節影の存在が疑われる（▶）．

c. **CT（軸位断）**：右S^6に結節性病変が見られる（▶）．

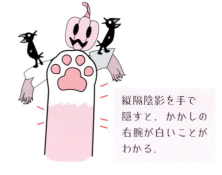

縦隔陰影を手で隠すと，かかしの右腕が白いことがわかる．

Ⅳ章 肺門

05 肺門陰影の大きさ

重要度：★★☆

CHECK POINT　肺門陰影の拡大がないかどうか

- ☑ 左右の肺門陰影の大きさを比較する．明らかな左右差がある場合には，肺門陰影の拡大を疑う（図1）．
- ☑ 右下行肺動脈の太さをチェックする．幅が18mm以上の場合には肺門陰影の拡大を疑う．より簡便には，右下行肺動脈が交差する肋骨より太い場合，拡大を疑う（図2）．
- ☑ 肺門陰影が拡大している場合，肺動脈の拡張（図3）や，肺門部腫瘍，腫大リンパ節（Ⅳ章03「肺門陰影の辺縁」図2参照）の存在を疑う．
- ☑ 肺動脈の大きさには個体差があり，また，呼吸状態により変化する点には注意が必要．

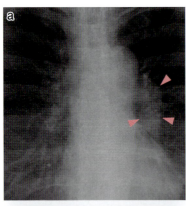
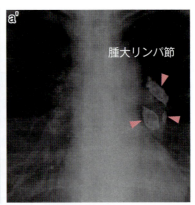
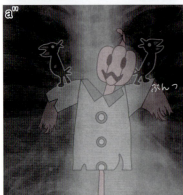

図1　左肺門陰影の拡大（リンパ節腫大）
a．胸部エックス線（正面像）：左肺門陰影（▶）は右側より大きい．
a′．胸部エックス線とCTの合成画像：左肺門リンパ節の腫大が見られる（▶）．

かかしの左腕が太い．

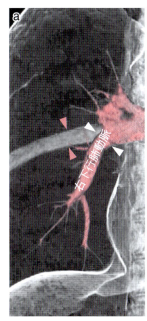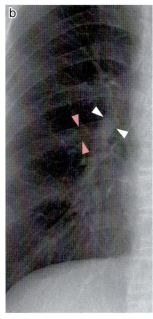

図2　正常像

a. 3D-CT, b. 胸部エックス線：右下行肺動脈（▷）の太さは交差する肋骨（▶）の太さを超えない．

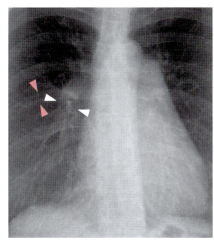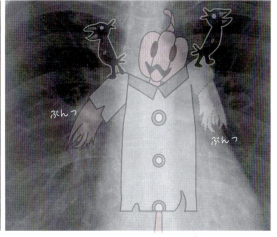

かかしの両腕が太い．

図3　両側肺門陰影の拡大（特発性肺動脈性肺高血圧症）

右下行肺動脈（▷）は交差する肋骨（▶）より太い．左肺動脈は縦隔陰影（拡張した肺動脈幹）と重なり評価しにくい．

確認問題

異常所見はどこ？ >> 解答は72頁

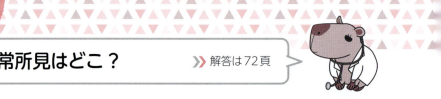

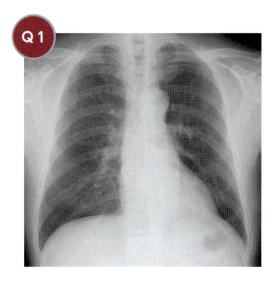

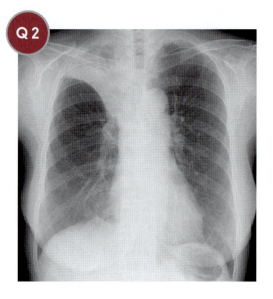

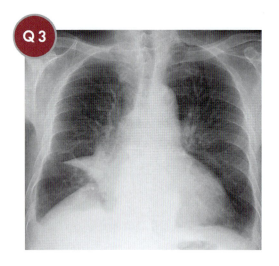

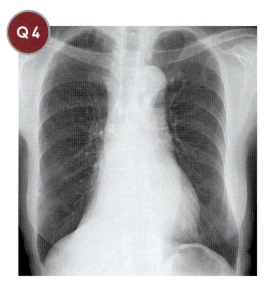

HINT

Q1・肺門陰影の高さ　　Q2・無気肺　　Q3・無気肺　　Q4・無気肺

確認問題

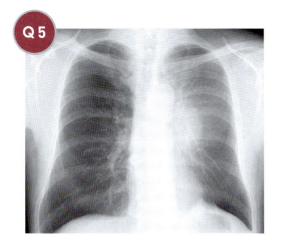

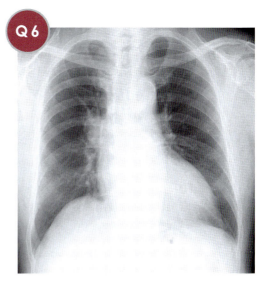

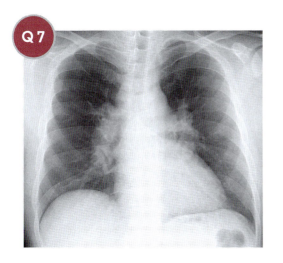

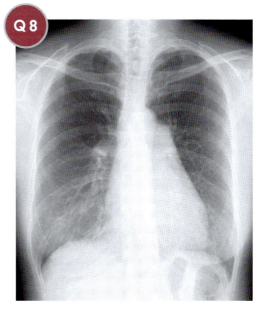

> **HINT**
> Q5・無気肺　　Q6・肺門陰影の透過性　　Q7・肺門陰影の辺縁
> Q8・肺門陰影の大きさ

Ⅳ章　確認問題

> **解　答**

Q1　左肺門陰影の低下（左下葉無気肺）（→60頁の図5 a）

Q2　右上葉無気肺（扁平上皮癌）（→62頁の図1 a）

Q3　右中葉無気肺（→63頁の図2）

Q4　右下葉無気肺（→63頁の図3 a）

Q5　左上葉無気肺（→64頁の図4）

Q6　右側肺門の透過性の低下（右S^6肺癌）（→67頁の図3 a）

Q7　分葉状の両側肺門陰影（サルコイドーシス）
　　（→65頁の図1 a）

Q8　両側肺門陰影の拡大（特発性肺動脈性肺高血圧症）
　　（→69頁の図3 a）

V章

肺　野

- **01** 正常構造と肺野の異常陰影
- **02** 末梢肺野の異常
- **03** 循環器疾患における血管陰影
- **04** 気管支壁肥厚
- **05** 肺野の左右差
- **06** 見落としやすい肺野の異常

確認問題

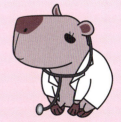

▶Ⅴ章 肺野

01 正常構造と肺野の異常陰影

重要度：★★★

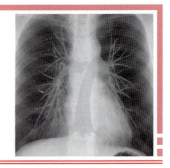

CHECK POINT | 正常構造で説明できない陰影がないかどうか

- ☑ 血管陰影を確認する（図1, 2）．
- ☑ 血管や縦隔陰影，骨陰影で説明できる陰影は合成像と考え，異常陰影とは考えない（図3）．
- ☑ 正常構造で説明できない陰影があれば，異常陰影の存在を疑う（図4〜6）．
- ☑ 心臓や横隔膜の背側の血管陰影もきちんとチェックする（図2, 6）．

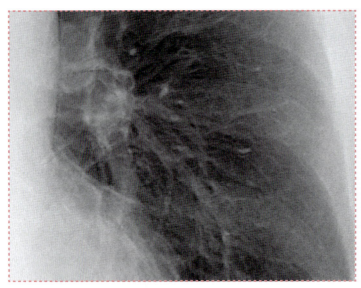
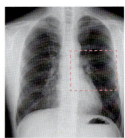
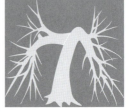

図1　正常像（軟部組織画像）
頭の中で肋骨などの骨陰影を引き算し，肺門部から末梢に向かって血管影を確認する．

肺動脈を木に見立て，幹から左右の枝（肺動脈）を末梢まで目で追う．

MEMO

軟部組織画像：エネルギーサブトラクション法を用いて骨陰影を消去したもの．エネルギーサブトラクション法では，撮影時に高低2つの管電圧を用いるなどの工夫により，通常のエックス線写真のほかに骨組織画像と軟部組織画像を得ることができる．

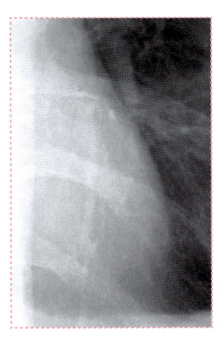
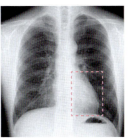

図2 正常像

心臓に重なる肺野に関しても，同様にして血管陰影をチェックし，異常陰影の有無を評価する．

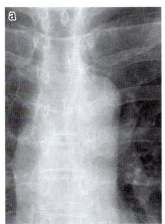 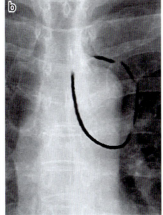 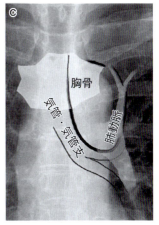

図3 正常像（合成像）

左上肺野縦隔近くに一見，空洞性陰影があるように見える（bの黒線）．しかし，陰影の右側から下部は気管・気管支の辺縁，左側は左上葉の血管，上縁は胸骨の辺縁であり（c），合成像と考える．

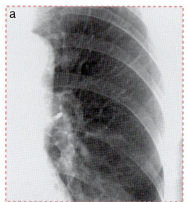
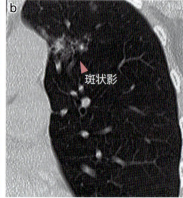
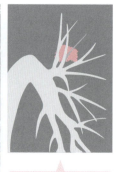

左上部には正常の枝（肺血管）では説明ができない部分がある．

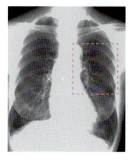

図4　肺野の異常陰影（肺結核症）
a．胸部エックス線（正面像），b．CT（冠状断）：左上肺野で大動脈弓左側に斑状影が存在している（▶）．この陰影は骨や血管，縦隔陰影で説明できない．

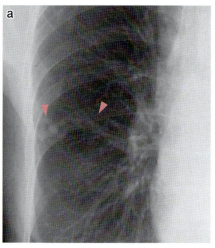
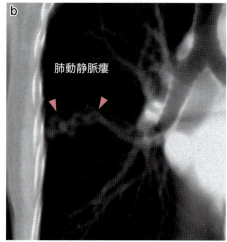

図5　肺野の異常陰影（肺動静脈瘻）
a．胸部エックス線（正面像），b．CT（冠状断）：右中肺野で横走する索状影が見られる（▶）．この索状影は胸膜近くでも太く，捻れており，正常血管では説明できない．

01・正常構造と肺野の異常陰影

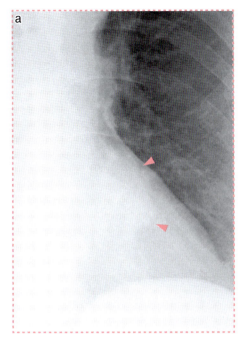
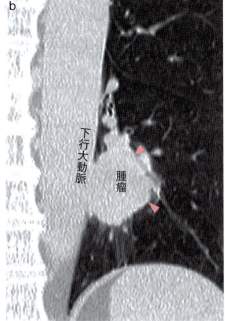
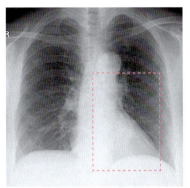
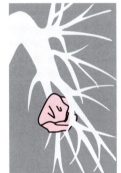

図6　肺野の異常陰影（左下葉肺癌）
a. 胸部エックス線（正面像）：心陰影に重なる部位において，一部で血管陰影の走行が確認できない（▶）．
b. CT（冠状断）：左下葉に腫瘤影が見られる（▶）．

MEMO

- 二次結核の気道散布性病変の好発部位はS^1, S^{1+2}, S^2, S^6である．
- 肺動静脈瘻は肺動脈と肺静脈が毛細血管を介さずに直接吻合している状態である．多くは無症状であるが，多発例やシャント率が高い場合には，チアノーゼが生じる．本来肺のフィルターとして機能する毛細血管を介さないため脳塞栓や脳膿瘍の原因にもなる．

02 末梢肺野の異常

Ⅴ章 肺野

重要度：★★★

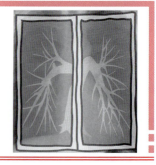

> **CHECK POINT** 末梢肺野の濃度が均一かどうか

- 胸膜直下1横指程度の末梢肺野では，肺血管が細く同定が困難であり，肋骨陰影を差し引くと肺野の濃度は均一である（**図1**）．
- 末梢肺野の濃度が不均一な場合，異常陰影の存在を疑う（**図2～4**）．
- 胸膜直下（主に肺尖部）に細い弧状の線が見えたら，ブラの存在を疑う（**図5**）．

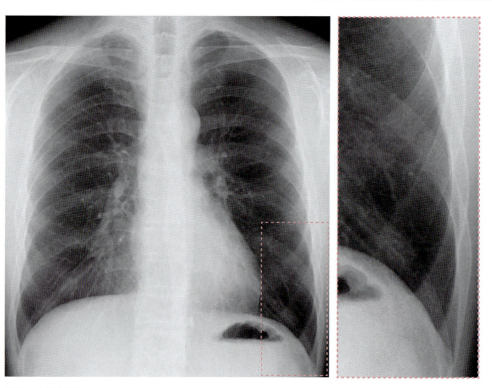

図1　正常像
肋骨陰影を差し引くと，末梢肺野は均一な濃度である．

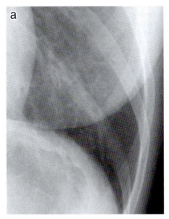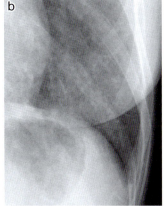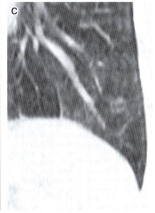

すりガラスを通して見ると, 全体が白っぽく見えて, 木の枝(肺動脈)が見えにくい.

図2　すりガラス影(過敏性肺炎)
a. 胸部エックス線(健常時)：左乳房に重なる部分は全体的に"白く"なっているが, 胸膜直下の肺野は均一な濃度であり, 乳房陰影に重なる部分の血管陰影も目で追うことができる.
b. 胸部エックス線(発症時), c. CT(冠状断)：末梢肺野の濃度が不均一になっており, 乳房陰影に重なる部分の血管陰影が不鮮明化している.

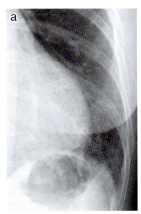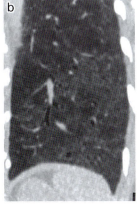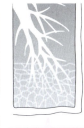

下のほうはひびの入ったすりガラスを通して見たようになっている.

図3　網状すりガラス影(間質性肺炎)
a. 胸部エックス線(正面像),
b. CT(冠状断)：末梢肺野の濃度が不均一になっており, 内部に網状影も見られる.

MEMO

　過敏性肺炎は吸入抗原に対するアレルギー性肺疾患である. トリコスポロンが抗原となる夏型過敏性肺炎が多い.

Ⅴ章　肺　野

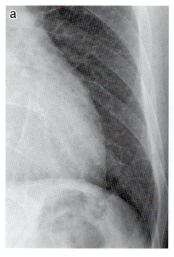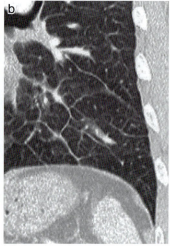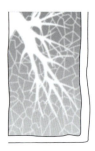

全体にひびの入ったガラスを通して見たようになっている.

図4　カーリーのB線（癌性リンパ管症）
a．胸部エックス線（正面像），b．CT（冠状断）：末梢肺野の濃度が不均一になり，胸膜に対して垂直な細い線状影（カーリーのB線）が見られる.

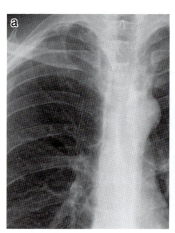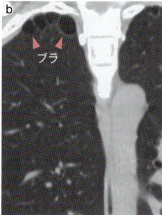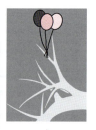

木の枝（肺血管）の上のほうに丸い風船（ブラ）が見える.

図5　ブラ
a．胸部エックス線（正面像）：肺尖部の胸膜直下に細い弧状の陰影が見られる.
b．CT（冠状断）：肺尖部にブラが散見される.

MEMO

- カーリーのB線（Kerley's B line）は肺の二次小葉における小葉と小葉の間の壁（小葉間隔壁）の肥厚に対応する所見である．肺水腫や癌性リンパ管症以外にサルコイドーシス，塵肺，悪性リンパ腫などでも見られる．
- ブラは肺胞腔が融合して肺内で大きな腔を形成した状態である．通常，径は1〜10cm程度である．

V章 肺野

03 循環器疾患における血管陰影

重要度：★★★

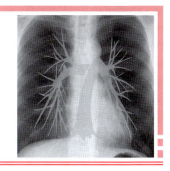

> **CHECK POINT** 血管陰影の上・下肺野間でのバランスと末梢血管の見え方

- ☑ 立位で撮影した場合，重力の影響により，正常では上肺野の血管陰影は下肺野の血管より細い．また，胸膜直下1横指程度の末梢肺野では肺血管が細いため肺血管の同定が困難である（図1）．
- ☑ 肺うっ血の際には，上肺野の血管が拡張し，下肺野では血管はむしろ細くなる（図2，これを肺血流の再分布と呼ぶ）．
- ☑ 左右シャントで肺血流が増加した場合，末梢血管が拡張する（図3）．
- ☑ 肺高血圧の場合には，中枢側の肺動脈拡張が目立つが，末梢に向かうにつれ急峻な狭小化が見られる（図4）．

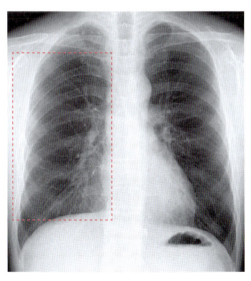
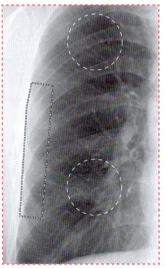

図1　正常像

胸膜直下の末梢肺血管は同定困難であり（拡大図の四角形の領域），下肺野の肺血管のほうが上肺野の血管より明らかに太い（◯）．

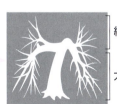

下部のほうが木の枝（肺動脈）が太い．

細／太

Ⅴ章　肺野

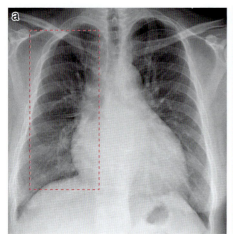
治療前

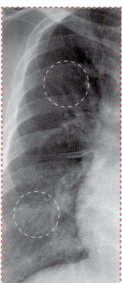

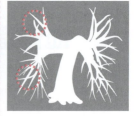
木の枝（肺動脈）の太さに上部と下部で差がないのはおかしい．

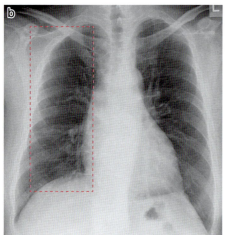
治療後

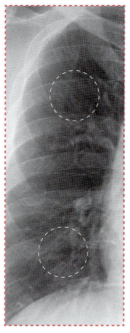

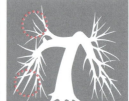

図2　肺うっ血（心不全）

a. **胸部エックス線（治療前）**：上肺野の血管と下肺野の血管の太さに大きな差はない（◯）．心陰影の拡大も見られる．

b. **胸部エックス線（治療後）**：上下肺野間での血管陰影の太さのバランスは改善している（◯）．治療前と比べ，心陰影も縮小している．

MEMO

通常，心不全時には減少した心拍出量の代償機構として心拡大が生じる．

03 • 循環器疾患における血管陰影

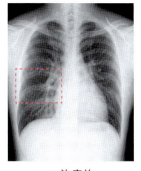
a.治療前

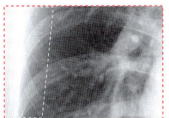
治療前(拡大図)

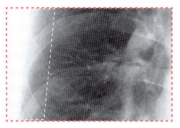
b.治療後(拡大図)

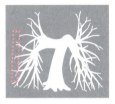

木の枝(肺動脈)の末梢が目立つのはおかしい.

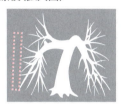

図3　左右シャント(心房中隔欠損症)
a.　胸部エックス線(治療前)：肺末梢の血管が拡張している(拡大図の四角形の領域).
b.　胸部エックス線(パッチ閉鎖術後)：胸膜直下の末梢肺血管拡張は改善している(四角形の領域).

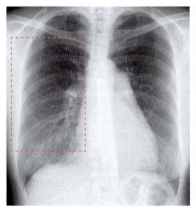

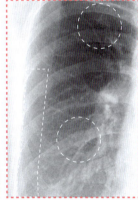

図4　肺高血圧(特発性肺動脈性肺高血圧症)

肺動脈は中枢側において拡張している(Ⅳ章05「肺門陰影の大きさ」参照)が，末梢に向かうにつれ急峻に狭小化している．胸膜直下の末梢肺血管は同定困難であり(拡大図の四角形の領域)，下肺野の肺血管のほうが上肺野の血管より太い(○).

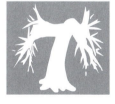

木の枝(肺動脈)の中枢側が太くて末梢が細いのはおかしい.

V章 肺野

04 気管支壁肥厚

重要度：★★☆

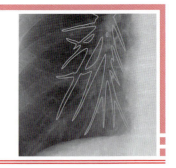

> **CHECK POINT** tram lineはないかどうか

- 中枢側を除いて，正常気管支の壁は見えないため，正常の末梢肺野では肺動脈・肺静脈のみが認められる（図1）．
- 気管支拡張症（図2，3）や間質性肺水腫などにより，気管支壁が肥厚した場合，末梢の気管支の壁が胸部エックス線写真上，平行する直線・曲線状に見えることがある（tram line）．
- 背腹方向に走行する気管支壁肥厚はリング状陰影として描出される（図4）．

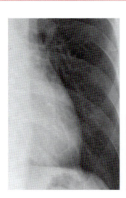

図1　正常像
肺血管陰影が見られるのみで，平行する直線・曲線は指摘できない．

正常では，木の枝（肺動脈）は中空ではない．

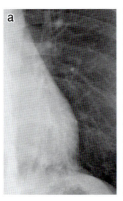
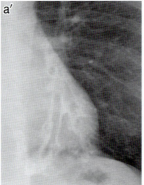
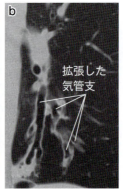

拡張した気管支

木の枝（肺動脈）が中空なのはおかしい．

図2　気管支壁肥厚（気管支拡張症）
a．**胸部エックス線**，a'．**CTとの合成画像**：平行する直線・曲線が見られる（tram line）．
b．**CT（冠状断）**：気管支の壁肥厚と内腔拡張が見られる．

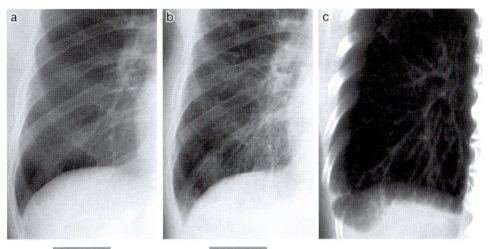

木の枝（肺動脈）が中空なのはおかしい．

図3　気管支壁肥厚（気管支拡張症）
a. 胸部エックス線（発症前）：気管支の壁肥厚は指摘できない．
b. 胸部エックス線（発症時）：平行する直線・曲線が見られる（tram line）．
c. CT（発症時）（冠状断）：気管支の壁肥厚と内腔拡張が見られる．

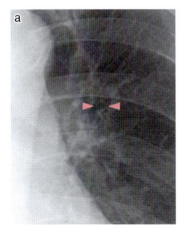
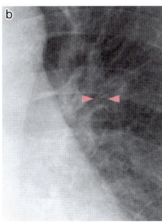

図4　気管支壁肥厚（間質性肺水腫，心不全）
a. 発症前：気管支の壁肥厚は指摘できない（▶）．
b. 発症時：気管支壁が肥厚し，境界が不明瞭となっている（▶）．近傍に見られる肺血管も拡張している．

MEMO

　気管支拡張症に副鼻腔炎を合併するものを副鼻腔気管支症候群と呼ぶ．この症候群中にびまん性汎細気管支炎 diffuse panbronchiolitis（DPB）やKartagener症候群（三徴は副鼻腔炎，気管支拡張症，内臓逆位）が含まれる．

V章 肺野

05 ● 肺野の左右差

重要度：★★★

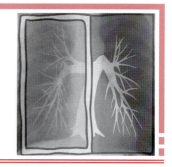

> **CHECK POINT** 血管陰影や肺野の明るさに左右差がないかどうか

- ☑ 正常では肺野の血管陰影は左右対称ではないが，太さや密度のバランスはとれている．
- ☑ 左右の肺野の血管陰影のバランスが悪い場合には，部分的な血流異常（図1）やブラ（図2）などの存在を疑う．
- ☑ 肺野の明るさに左右差がある場合には，撮影時に生じた左右差，肺野病変（図3～5），胸膜病変（胸膜石灰化，図6；胸腔内液体貯留，図7），胸壁の異常（乳房切除後，図8；漏斗胸など）の可能性がある．
- ☑ 肺野の明るさに左右差が見られる際に，鎖骨内側端の中点と棘突起の位置がずれている場合，肩甲骨と腋窩の透過性にも肺野と同様の左右差が見られる場合，脊柱側彎が見られる場合には，撮影時に生じた技術的な問題による可能性が高い．

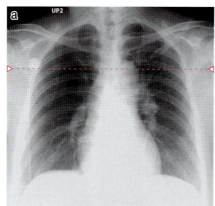
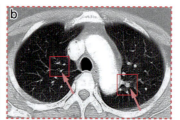

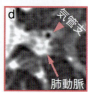

木の枝（肺動脈）の太さや本数に明らかな左右差があるのはおかしい．

図1　肺野の血管陰影の左右差（肺血栓塞栓症）
a．胸部エックス線（仰臥位）：右上中肺野の血管陰影は左側と比較して細く，疎である．
b．CT（軸位断，肺野条件），c，d．CT（拡大）：右上葉の血管は左上葉の血管より細い．
CTでは，肺動脈（→）の太さは伴走する気管支（▶）の太さと比較するとわかりやすい．

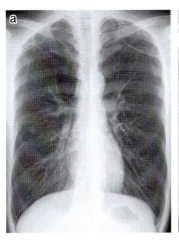 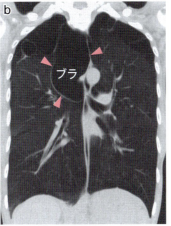

図2 肺野の血管陰影の左右差（ブラ）
a. 胸部エックス線：右上中肺野縦隔寄りでは血管陰影がほとんど見られない．
b. CT（冠状断）：右上葉縦隔寄りに大きなブラ（▶）が見られる．

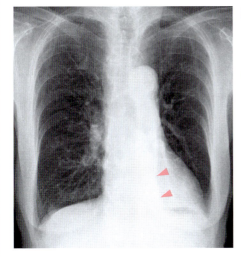

図3 肺野の明るさの左右差（左下葉無気肺）
左下葉の無気肺（▶）に対して左上葉に代償性の過膨張が生じており，左肺野の透過性が全体的に亢進している．

MEMO

　肺血栓塞栓症のエックス線写真所見としてWestermark sign, knuckle sign, Hampton's humpが有名である．肺動脈が閉塞した部位では血流が低下し，部分的に肺野の透過性が亢進して見える（Westermark sign）．肺血栓塞栓症により肺動脈圧が上昇し，中枢側の肺動脈は拡張するが，血管閉塞ないし血管攣縮により末梢肺動脈が急峻に狭小化するため肺門部の肺動脈が握りこぶし様に見える（knuckle sign）．肺組織は肺動脈と気管支動脈の二重支配を受けているため，肺動脈に血栓が詰まっても梗塞にはなりにくいが，肺血栓塞栓症で梗塞が生じた場合，胸膜を底辺とする楔状の浸潤影（Hampton's hump）が見られる．

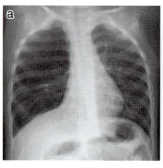
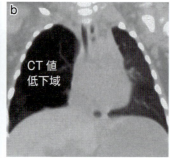

図4　肺野の明るさの左右差（気管支閉鎖症）
a. 胸部エックス線：右肺野の透過性が全体的に亢進している．
b. CT（冠状断）：右肺の大部分にCT値の低下（"黒い"病変）がみられる．

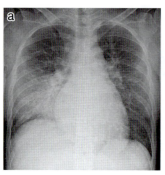
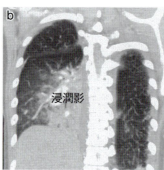

図5　肺野の明るさの左右差（急性細菌性肺炎）
a. 胸部エックス線：右中下肺野の透過性が減弱している．
b. CT（冠状断）：右下葉に浸潤影（"白い"病変）が見られる．

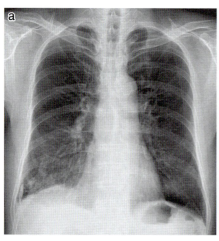
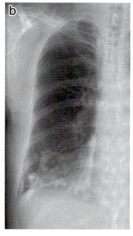
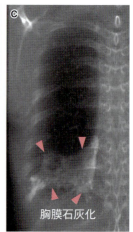

図6　肺野の明るさの左右差（右胸膜石灰化）
a. 胸部エックス線：右下肺野の透過性が減弱している．陰影は不整形である．
b. 胸部エックス線とCT（軸位断）の合成画像，c. CT（軸位断）：右背側部胸膜に石灰化（▶）が見られる．

05・肺野の左右差

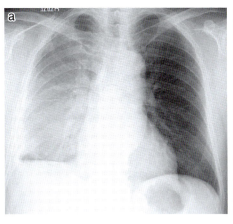
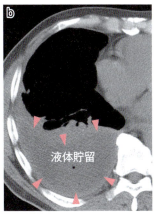

図7　肺野の明るさの左右差（急性膿胸）
a. **胸部エックス線**：右肺野の透過性が全体的に減弱しているが，肺野の血管は同定可能である．右肋骨横隔膜角の鈍化も見られる．
b. **CT（軸位断）**：右胸腔内液体貯留（▶）が見られる．肥厚した胸膜に包まれ被包化されているために，立位胸部エックス線写真においても，右胸腔背側に液体が存在しているものと考えられる．

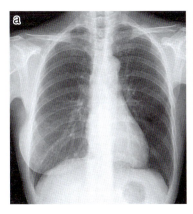
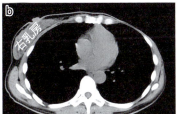
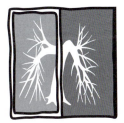

窓（乳房）がない
ほうがすっきり
見える．

図8　肺野の明るさの左右差（乳房切除後）
a. **胸部エックス線**：左下肺野の透過性が対側より亢進している．左乳房の辺縁が判然としない．腋窩の陰影にも左右差が見られる．
b. **CT（軸位断）**：左乳房が切除されている．

MEMO

　胸腔内に膿が貯留した状態を膿胸という．経過により急性（3ヵ月未満），慢性（3ヵ月以上）に分けられる．原因の大半は，細菌性肺炎・肺膿瘍である．

> V章 肺野

06 見落としやすい肺野の異常

重要度：★★☆

> CHECK POINT "白い"肺野に異常がないかどうか

- 肺野は胸部エックス線写真上，"黒い"と思いがちであるが，心臓などの縦隔構造や横隔膜，肺門部に重なる"白い"部分にも肺野は存在する（図1）．
- これらの"白い"肺野の異常は見落とされやすいので，"白い"肺野に"真っ白な"陰影があるのではないかと注意しながら観察することが大切である（図2〜4）．
- 骨陰影が密に存在している肺尖部においても同様の注意が必要である（図5）．

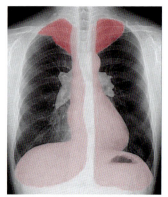
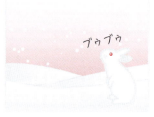

図1 正常像
心臓などの縦隔陰影や横隔膜，肺門部に重なる肺野や肺尖部の肺野は"白い"．

雪原（"白い"肺野）の白兎（結節や浸潤影などの"白い"陰影）は注意を払っていないと見落としてしまう．

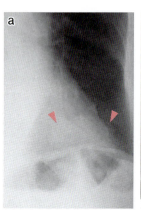
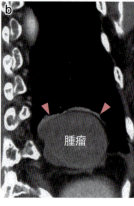

図2 心臓に重なる陰影（後胸壁腫瘤）
a. 胸部エックス線，b. CT（冠状断）：心臓に重なって境界やや不明瞭な腫瘤影が見られる（▶）．腫瘤の下半分は消化管のガスとも重なっており，指摘が困難である．

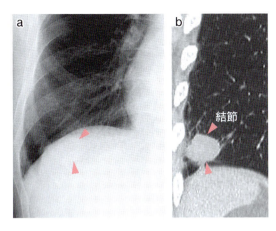

図3 横隔膜に重なる陰影（右下葉結節）

a．胸部エックス線，b．CT（冠状断）：右横隔膜陰影に重なって結節影が見られる（▶）．

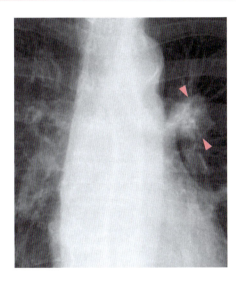

図4 肺門に重なる陰影（左上葉結節）

左肺門陰影に重なって結節影が見られる（▶）．

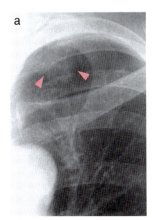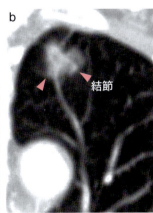

図5 肺尖部の陰影（左上葉結節）

a．胸部エックス線，b．CT（冠状断）：肺尖部に結節影が見られる（▶）．

確認問題

異常所見はどこ？ 　　解答は96頁

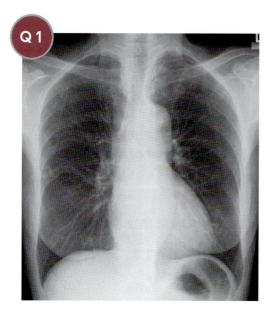

Q1

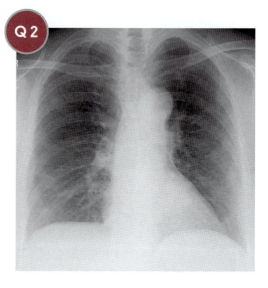

Q2

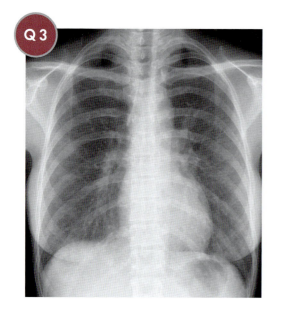

Q3

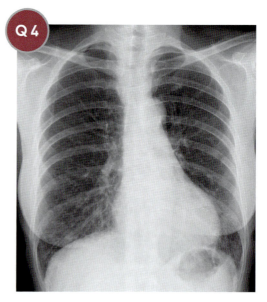

Q4

> HINT
> Q1・血管の走行　　Q2・心臓　　Q3・末梢肺野　　Q4・末梢肺野

確認問題

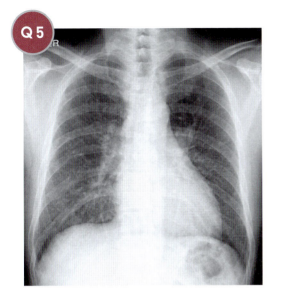

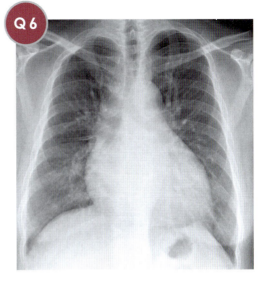

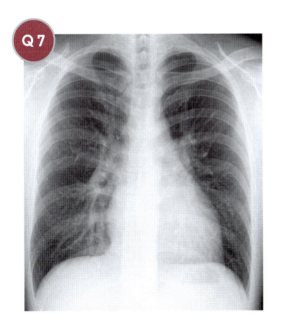

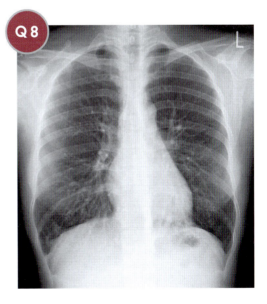

HINT

Q5・末梢肺野　　Q6・血管陰影　　Q7・血管陰影　　Q8・tram line

93

V章 肺野

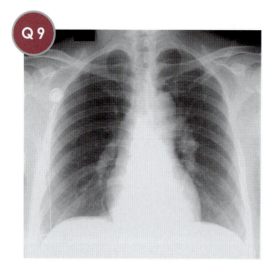

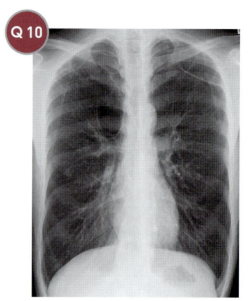

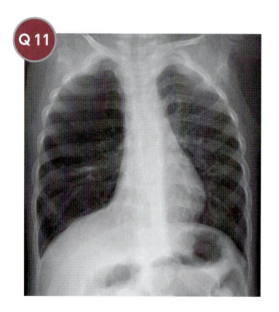

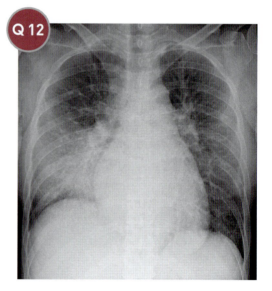

HINT

Q 9・血管陰影　　Q 10・血管陰影　　Q 11・透過性　　Q 12・透過性

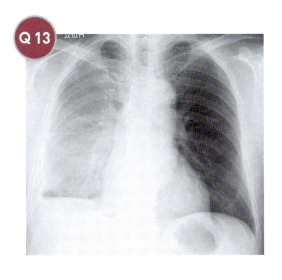
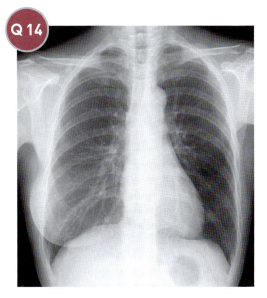
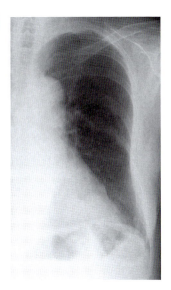
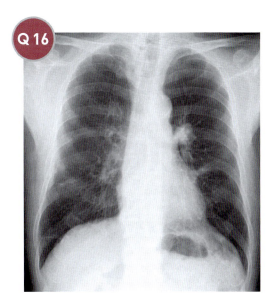

> **HINT**
> Q 13・透過性　　Q 14・透過性　　Q 15・心臓　　Q 16・肺門

95

V章　確認問題

解　答

Q1　右中肺野の索状影（肺動静脈瘻）（→76頁の図5a）
Q2　心臓に重なる陰影（左下葉肺癌）（→77頁の図6a）
Q3　すりガラス影（過敏性肺炎）（→79頁の図2b）
Q4　網状すりガラス影（間質性肺炎）（→79頁の図3a）
Q5　カーリーのB線（癌性リンパ管症）（→80頁の図4a）
Q6　肺うっ血（心不全）（→82頁の図2a）
Q7　左右シャント（心房中隔欠損症）（→83頁の図3a）
Q8　tram line（気管支拡張症）（→84頁の図2a）
Q9　肺野血管陰影の左右差（肺血栓塞栓症）（→86頁の図1a）
Q10　肺野血管陰影の左右差（ブラ）（→87頁の図2a）
Q11　右肺野の透過性亢進（気管支閉鎖症）（→88頁の図4a）
Q12　右中下肺野の透過性減弱（右下葉肺炎）（→88頁の図5a）
Q13　右肺野の透過性減弱（膿胸）（→89頁の図7a）
Q14　左下肺野の透過性亢進（左乳房切除後）（→89頁の図8a）
Q15　心臓に重なる陰影（後胸壁腫瘤）（→90頁の図2a）
Q16　左肺門に重なる陰影（左上葉結節）（→91頁の図4）

Ⅵ章

胸　膜

- **01** ● 葉間裂
- **02** ● 胸　水
- **03** ● 胸膜外徴候
- **04** ● 気　胸
- **05** ● 胸膜石灰化
- **06** ● apical cap

確認問題

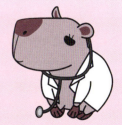

Ⅵ章 胸膜

01 葉間裂

重要度：★★☆

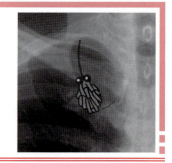

> **CHECK POINT** 葉間裂に相当する線状影をチェックする

- ☑ 葉間裂はエックス線束と接線方向をなす部分が線状影として見られる．
- ☑ 葉間裂が不完全な場合や，エックス線束と接線方向をなしていない部分が存在する場合には，葉間裂の一部しか見えないことがある．
- ☑ 右上葉と中葉を隔てる小葉間裂（右上中葉間裂）は正面像では横走する線状影として見られる（図1）．小葉間裂がS状の形態の場合，小葉間裂が2本見えることがある．
- ☑ 側面像では小葉間裂に加えて，下葉を他の肺葉と隔てる大葉間裂も見られる（図2）．
- ☑ 肺葉の容積変化により，葉間裂の位置が変化する．
- ☑ 葉間裂の肥厚は，胸水貯留や肺広義間質肥厚において見られる（図3）．
- ☑ 大/小葉間裂に加えて，過剰な葉間裂（副葉間裂：正常変異）が見られることがある（図4〜6）．

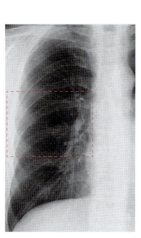
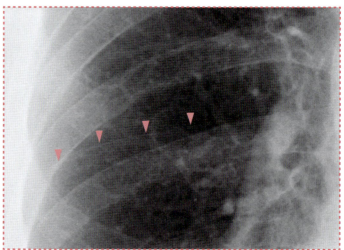

図1 小葉間裂（正面像）
右肺中央付近に横走する線状影が見られる（▶）．

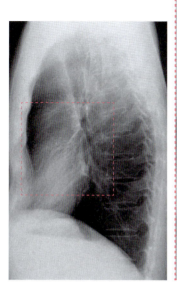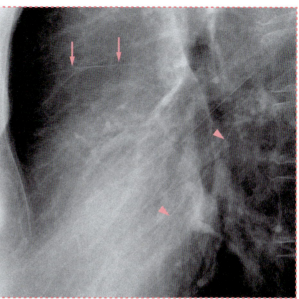

図2　小葉間裂および大葉間裂（側面像）
腹側を横走する線状影（小葉間裂，→）と斜走する線状影（大葉間裂，▶）が見られる．

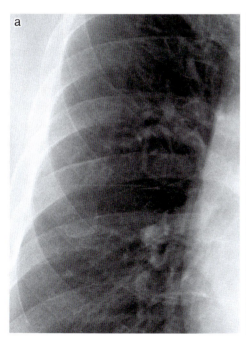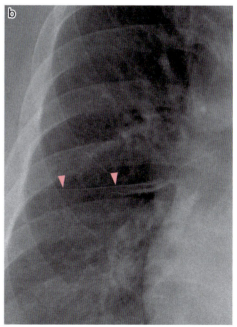

図3　葉間裂の肥厚（肺うっ血：心不全）
a．発症前，b．発症時：発症前と比較すると小葉間裂が肥厚している（▶）．

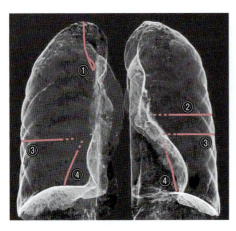

図4 副葉間裂, 3D-CT
①奇静脈葉間裂：奇静脈が異所性に走行するために生じた胸膜の折れ返り.
②左上中葉間裂：左上葉上区(S^{1+2}, S^3)と上葉舌区(S^4, S^5)の間に存在.
③上副葉間裂：S^6と下葉の他の区域との間に存在.
④下副葉間裂：S^7と下葉の他の区域との間に存在.

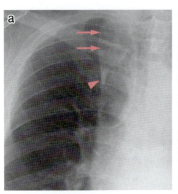
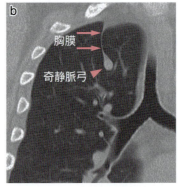
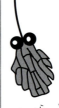

ミノムシ(奇静脈弓)が上(肺尖部)から糸(胸膜)でぶら下がっている.

図5 副葉間裂(奇静脈葉間裂)
a. 胸部エックス線, b. CT(冠状断)：肺尖部から縦走する線状影(→)が見られ, 先端に涙滴状の陰影(奇静脈弓, ▶)が見られる.

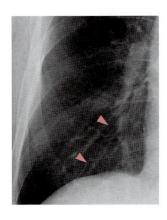

図6 副葉間裂(下副葉間裂)
肺門部から横隔膜にかけて斜走する線状影が見られる(▶).

Ⅵ章 胸膜

02 胸 水

重要度：★★★

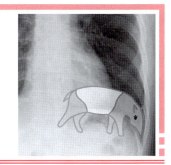

CHECK POINT
肋骨横隔膜角が鋭角かどうか
葉間裂に一致する索状影や腫瘤影がないかどうか

- 正面像では側胸壁の肋骨内側縁を結ぶ線と横隔膜陰影の外側部とがなす角（側面像では背部の肋骨内側縁を結ぶ線と横隔陰影の背側部とがなす角）を肋骨横隔膜角と呼ぶ．肋骨横隔膜角が鈍化している場合，胸水が貯留している可能性がある（図1）．
- 胸膜癒着や肺の過膨張，肋骨横隔膜角近くの肺内病変でも肋骨横隔膜角の鈍化は生じうる（図2）．
- 1枚の胸部エックス線写真のみでは胸水貯留と胸膜癒着の鑑別は不可能である．病側を下にした側臥位の撮影を追加し，胸水の移動が見られれば，胸水貯留と診断できる．一方，移動が見られない場合，胸膜癒着が存在していることは診断できるが，被包化された胸水の存在は否定できない．
- 立位正面像において，肋骨横隔膜角の鈍化により指摘できる胸水は200 mL程度かそれ以上とされている．
- エックス線束と接線方向の葉間裂に溜まった少量の胸水（葉間胸水）は線状・帯状影を呈する．大量の場合，腫瘤影を呈することがある（図3）．典型的にはこの"腫瘤影"の上・下縁の境界は明瞭であり，側面像にて葉間裂に一致している．葉間胸水は数日間で腫瘤影に変化が見られる可能性があることも鑑別診断を行う際に役立つ．
- 被包化されている場合には，葉間裂以外の胸水も腫瘤影を呈することがある（次項「胸膜外徴候」参照）．

Ⅵ章　胸　膜

図1　肋骨横隔膜角の鈍化（胸水）

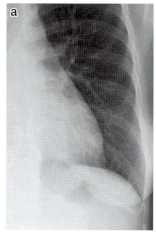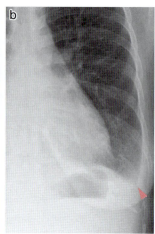

a．健常時，b．胸水貯留時：胸水貯留に伴い肋骨横隔膜角が鈍化している（▶）．

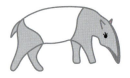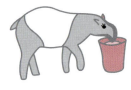

普段は鼻先（肋骨横隔膜角）が尖っているが，水（胸水）があると丸くなる．

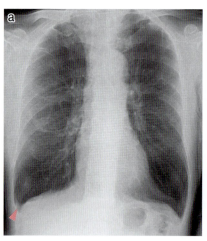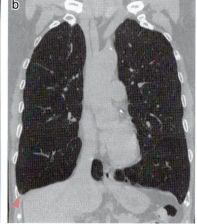

図2　肋骨横隔膜角の鈍化（肺気腫）

a．胸部エックス線，b．CT（冠状断）：右肋骨横隔膜角の軽度の鈍化を認める（▶，過膨張による所見と考えられる）．

02・胸　水

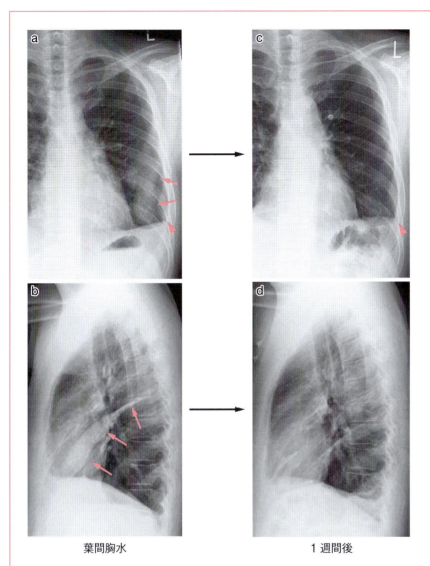

葉間胸水　　　　　　　　　　　　　１週間後

図3　葉間胸水

a. **胸水貯留時（正面像）**：左下肺野に分葉状の腫瘤影を認める（→）．左肋骨横隔膜角の鈍化が見られる（▶）．

b. **胸水貯留時（側面像）**：大葉間裂に沿った凸レンズ形の陰影が見られ，葉間胸水が疑われる（→）．

c. **1週間後（正面像），d.（側面像）**：葉間胸水はほぼ消失しているが，肋骨横隔膜角の鈍化は残存している（▶）．

Ⅵ章 胸膜

03 胸膜外徴候

重要度：★★★

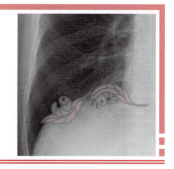

CHECK POINT 胸壁に接する腫瘤影の胸壁からの立ち上がりがなだらかかどうか

- ☑ 胸膜外の腫瘤は表面を胸膜で覆われており，接線像で見た場合，胸壁から腫瘤への陰影の立ち上がりはなだらかである（図1，2）．
- ☑ 被包化された胸水などの胸膜病変においても同様の所見が見られる（図3）．
- ☑ 肺内病変が胸膜に接している場合，胸壁から腫瘤への陰影の立ち上がりは急峻である（図1，4）．

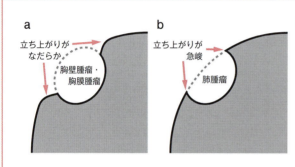

図1 胸膜外徴候
a. **胸壁・胸膜腫瘤**：腫瘤辺縁は胸壁になだらかに移行している（胸膜外徴候陽性）．
b. **肺腫瘤**：胸壁から腫瘤への陰影の立ち上がりは急峻である（胸膜外徴候陰性）．

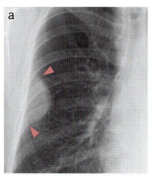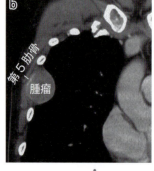

図2 胸膜外徴候陽性（転移性骨腫瘍）
a. **胸部エックス線**：右中肺野外側部に境界明瞭な腫瘤影が見られる．腫瘤辺縁は胸壁になだらかに移行している（▶：腫瘤影に重なる部分で第5肋骨の陰影が判然としない）．
b. **CT**：肋骨（第5肋骨）に腫瘤が見られ，骨破壊を伴っている（肋骨の数え方はⅧ章 **01**「肋骨の走行」参照）．

葉の下（胸膜の外）にダンゴムシ（腫瘤）が存在している場合には，全体の輪郭はなだらかである

かくれんぼ

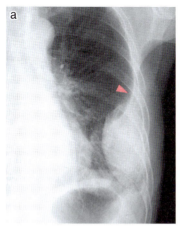
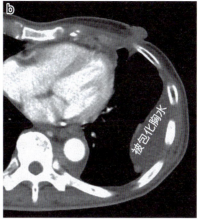

図3　胸膜外徴候陽性（被包化胸水）

a. **胸部エックス線**：左下肺野外側部に胸壁に沿った腫瘤影が見られる．この陰影の辺縁は胸壁になだらかに移行している（▶）．

b. **CT（軸位断）**：左側胸壁に沿って被包化された胸水が見られる．

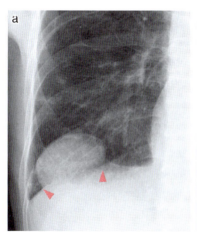
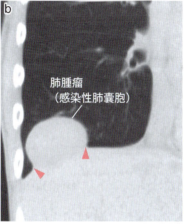
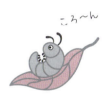

図4　胸膜外徴候陰性（感染性肺囊胞）

a. **胸部エックス線**，b. **CT（軸位断）**：右下肺野外側部に横隔膜に接する腫瘤影が見られる．横隔膜から腫瘤への陰影の立ち上がりは急峻である（▶）．

MEMO

乳癌や前立腺癌は特に骨転移をきたしやすい．他に骨転移をきたしやすい癌の種類として，肺癌，腎癌，甲状腺癌などが挙げられる．肺癌（特に非小細胞癌），腎癌，甲状腺癌の骨転移は溶骨性変化，前立腺癌は造骨性変化，乳癌では混合型を示すことが多い．

Ⅵ章 胸膜

04 ● 気胸

重要度：★★★

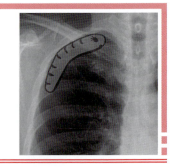

> **CHECK POINT** 胸壁に沿った無血管野/臓側胸膜が見えるかどうか

- ☑ 気胸が生じた場合，胸腔内ガスに相当する無血管野が胸壁に沿って見られる．立位においては重力により肺が下方へ偏位するため，無血管野は肺尖部から側胸部にかけて見られることが一般的である（図1）．
- ☑ 読影するうえでは，臓側胸膜に相当する線状影のほうが無血管野より見つけやすい．
- ☑ 痩せた高齢者では皮膚の線が肺野に重なって，気胸に似た所見を呈することがある（図2）．
- ☑ 臥位の場合，前胸壁側に胸腔内ガスが溜まるため，立位に比べて気胸の評価が困難となる．deep sulcus sign（病側の肋骨横隔膜角が対側より深く見える）の有無もチェックする（図3）．

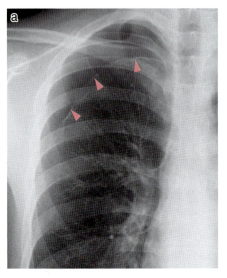
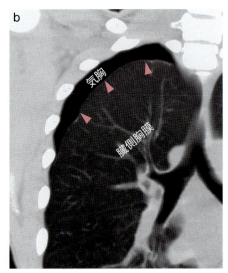

図1 気胸

a．胸部エックス線，b．CT（冠状断）：右肺尖部から上肺野外側部にかけて胸壁に沿った無血管野が見られる．臓側胸膜が線状影として見られる（▶）．

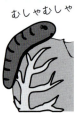

むしゃむしゃ

アオムシ（気胸）を見つける際には葉との境界部（胸膜）に注目する．

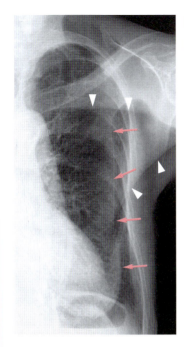

図2 皮膚の線

胸壁に沿って線状影が見られる（→）が，これは皮膚の線である．肺野外まで線状影が続いている点や，線状影の外側にも肺血管陰影が見られる点から気胸との鑑別が可能である．ほかにも皮膚の線が見られる（▷）．

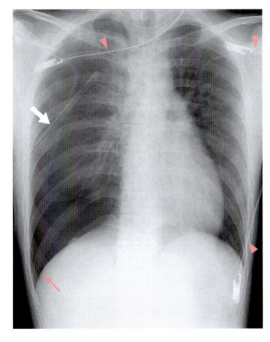

図3 気胸（臥位）

右側の肋骨横隔膜角が対側より深い（→，deep sulcus sign）．右胸腔内には気胸治療用カテーテル（⇨）が留置されている．心電図検査用リード線（▶）も見られる．

Ⅵ章 胸膜

05 胸膜石灰化

重要度：★★☆

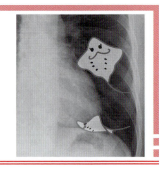

> **CHECK POINT** 胸膜の石灰化がないかどうか

- 胸膜の石灰化を正面からとらえた場合には結節影，索状影，地図状影，ヒイラギの葉様の陰影などの所見を呈し，肺内病変との鑑別が困難なことがある．一方，接線方向からとらえた場合には，線状・弧状の濃い陰影を呈し，診断は比較的容易である（図1）．
- 胸膜の石灰化の原因として，結核，石綿吸入（図2），膿胸，血胸などが挙げられる．肺野病変の有無（図3）や肋骨骨折の有無，既往歴なども加味して鑑別を行う．このうち，石綿による胸膜の斑状肥厚（胸膜プラーク）は通常両側性である．

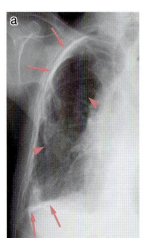 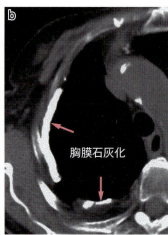 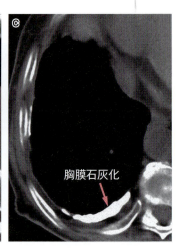

図1 胸膜石灰化（結核性胸膜炎）
a. **胸部エックス線**：右側胸壁や横隔膜面に沿って弧状の濃い陰影が見られる（→）．背側部にはやや淡い地図状の陰影を認める（▶）．
b，c．**CT（軸位断）**：右胸膜に広範囲にわたる石灰化が見られる（→）．

MEMO

石綿関連疾患には，石綿肺，肺癌，胸膜中皮腫，びまん性胸膜肥厚，良性石綿胸水などが含まれる．胸膜プラークの存在は過去に石綿曝露を受けたことを示唆する．

05・胸膜石灰化

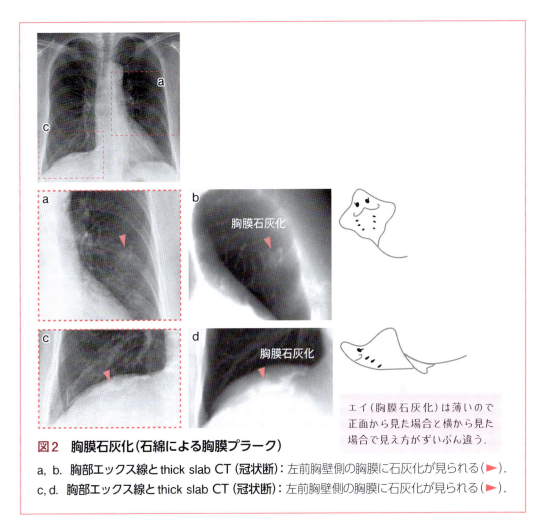

エイ（胸膜石灰化）は薄いので正面から見た場合と横から見た場合で見え方がずいぶん違う．

図2　胸膜石灰化（石綿による胸膜プラーク）
a, b. **胸部エックス線とthick slab CT（冠状断）**：左前胸壁側の胸膜に石灰化が見られる（▶）．
c, d. **胸部エックス線とthick slab CT（冠状断）**：左前胸壁側の胸膜に石灰化が見られる（▶）．

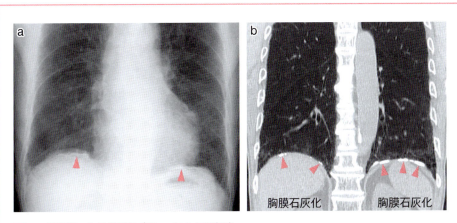

図3　石綿による胸膜プラークと石綿肺
a. **胸部エックス線**，b. **CT（冠状断）**：両側横隔膜に沿って弧状の濃い陰影（▶）が見られる（胸膜プラーク）．両側肺底部を中心に網状影が見られる（石綿肺）．

Ⅵ章 胸膜

06 ● apical cap

重要度：★☆☆

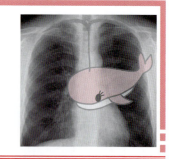

> **CHECK POINT** 肺尖部の胸壁に沿った"白い"陰影の左右差と厚みをチェックする

- ☑ 肺尖部の胸壁に沿った筋肉に近い濃度の"白い"陰影はapical capと呼ばれる．加齢とともに頻度が増加する．多くは慢性虚血による変化と考えられている（図1）．
- ☑ 肺尖部の胸壁に沿った"白い"陰影が片側性かつ5mm以上の場合，結核等の炎症（図2），照射後変化，Pancoast腫瘍（図3），血腫，膿胸，胸膜腫瘍（癌性胸膜炎，胸膜中皮腫，悪性リンパ腫など）の可能性も考慮する．近傍の肋骨破壊の有無もチェックする．
- ☑ 過去画像と比較して増悪の有無を評価することは有用である．

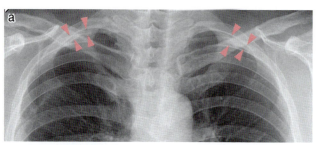

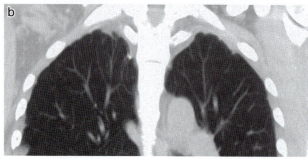

クジラの吹く潮（apical cap）は通常左右対称．

図1 apical cap
a．胸部エックス線，b．CT（冠状断）：両肺尖部に"白い"陰影が見られる（▶）．この陰影は左右同程度であり，肺野との境界も明瞭であることから，加齢に伴う変化が疑われる．

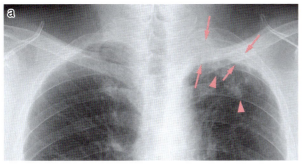

図2 不対称なapical cap（陳旧性結核）

a. 胸部エックス線，b. CT（冠状断）：左肺尖部に胸壁に沿った"白い"陰影（→）が見られる．左上肺野に石灰化陰影（▶）が見られ，陳旧性結核性変化が疑われる．

クジラの吹く潮（apical cap）が左右不対称の場合は，目立つ側の異常を疑う．

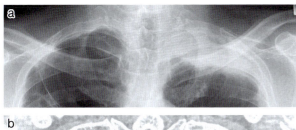

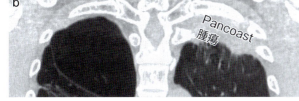

図3 不対称なapical cap（Pancoast腫瘍）

a. 胸部エックス線，b. CT（冠状断）：左肺尖部に胸壁に沿った"白い"陰影が見られる．対側には同様の所見は見られない．

MEMO

Pancoast腫瘍は肺尖部に発生した癌で胸壁に浸潤したもの．腕神経叢や頸部交感神経への圧排・浸潤により肩・腕の痛みやHorner徴候が生じる．非小細胞肺癌，特に扁平上皮癌が多い．

確認問題

異常所見はどこ？ 》解答は114頁

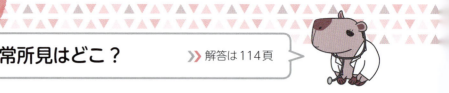

Q1
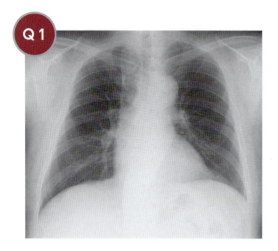

Q2
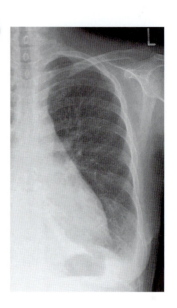

Q3
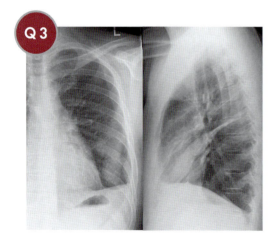

Q4
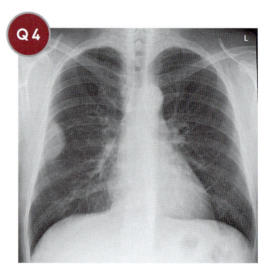

HINT
Q1・肺尖部　Q2・肋骨横隔膜角　Q3・肋骨横隔膜角　Q4・胸膜外徴候

確認問題

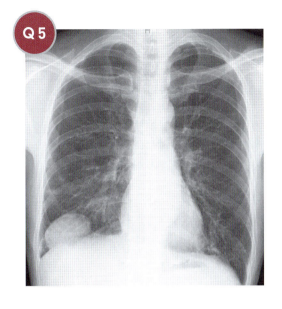

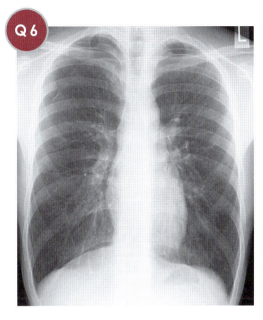

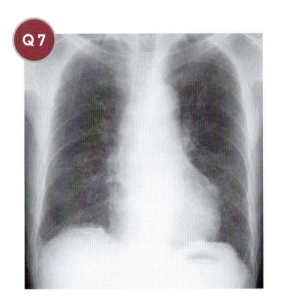

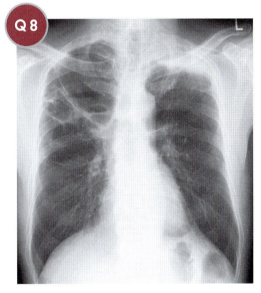

> **HINT**
> Q5・胸膜外徴候　　Q6・無血管野　　Q7・横隔膜　　Q8・apical cap

VI章 確認問題

解　答

- **Q1** 涙滴状陰影（奇静脈葉間裂）（→100頁の図5 a）
- **Q2** 肋骨横隔膜角の鈍化（胸水）（→102頁の図1 b）
- **Q3** 左肋骨横隔膜角の鈍化（葉間胸水）（→103頁の図3 a, b）
- **Q4** 胸膜外徴候陽性（転移性骨腫瘍）（→104頁の図2 a）
- **Q5** 胸膜外徴候陰性（感染性肺囊胞）（→105頁の図4 a）
- **Q6** 気胸（→106頁の図1 a）
- **Q7** 胸膜石灰化（石綿肺）（→109頁の図3 a）
- **Q8** 不対称な apical cap（Pancoast腫瘍）（→111頁の図3 a）
  注：右上葉にはブラと瘢痕が見られる．

Ⅶ章

横隔膜

01 • 横隔膜の高さ
02 • 横隔膜の形態
確認問題

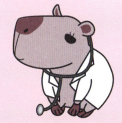

Ⅶ章 横隔膜

01 横隔膜の高さ

重要度：★☆☆

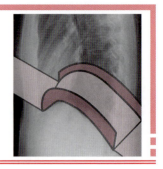

> **CHECK POINT** 横隔膜の高さに異常はないか

- ☑ 横隔膜の高さは右側が1/2～1横指程度高く，背側部の第10肋間（肋骨の数え方はⅧ章01「肋骨の走行」参照）に存在していることが多い（図1）．
- ☑ 背側部の第11肋間またはそれより下方に横隔膜が存在している場合には，横隔膜の低下を疑う．
- ☑ 肥満体型の人では横隔膜の位置が高く（図2），痩せ型の人は横隔膜の位置が低い傾向にある．
- ☑ 胸腔の異常，腹腔の異常，横隔膜自体の異常により横隔膜の位置異常が生じる．
- ☑ 健常者の側面像では横隔膜は腹側1/3を頂点とするドーム型である（図1）．横隔膜の平坦化が見られる場合には肺の過膨張を疑う（図3）．
- ☑ 片側の横隔膜の挙上が疑われる場合，病側肺の容積減少を生じるような異常（無気肺，肺切除後など）がないかどうか（Ⅳ章02「肺葉性無気肺」図4参照），横隔神経麻痺の原因となるような病側の縦隔腫瘤がないかどうかを確認する．
- ☑ これらの異常が認められない場合には，横隔膜挙上の原因を胸部エックス線写真のみで診断することは困難であるが，無症状の場合には臨床的に問題とならないことが多い．

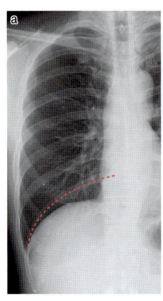
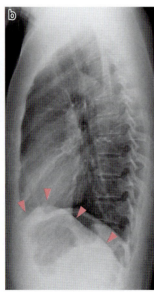

図1　正常像

a. **正面像**：横隔膜は背側部の第10肋間に存在している．点線は第10肋骨．

b. **側面像**：横隔膜は腹側1/3を頂点とするドーム型である（▶）．

01・横隔膜の高さ

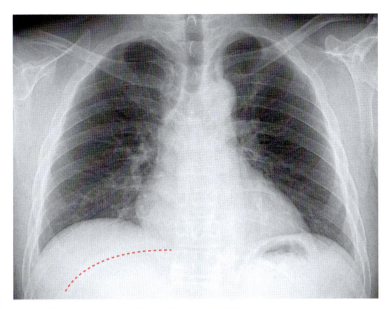

図2 横隔膜の挙上（肥満体型）（正面像）
横隔膜は背側部の第8肋間に存在している．点線は第10肋骨．

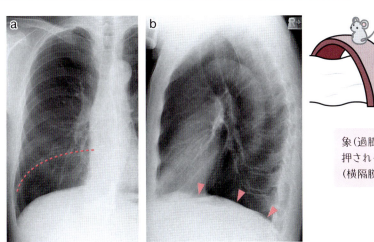
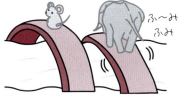

象（過膨張した肺）により押されるとドーム型の橋（横隔膜）は平らになる．

図3 横隔膜の低下と平坦化（過膨張：肺気腫）
a. **正面像**：横隔膜は背側部の第11肋間に存在している．点線は第10肋骨．
b. **側面像**：横隔膜の平坦化が見られる（▶）．

▶Ⅶ章 横隔膜

02 ● 横隔膜の形態

重要度：★☆☆

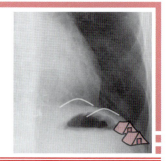

> **CHECK POINT** 横隔膜の形態に異常はないか

- ☑ 横隔膜は通常ドーム型をしている．
- ☑ 肺野の過膨張により，肋骨付着部の横隔膜が反転し，テント状に見えることがある (tenting) が，この所見の病的意義は乏しい (図1).
- ☑ 横隔膜の筋束の不均等な緊張低下により，横隔膜が波打って見えることがある (scalloping) が，この所見に病的意義はない (図2).
- ☑ 横隔膜ヘルニアでは横隔膜に重なる腫瘤影が見られる．成人では食道裂孔ヘルニア (Ⅸ章 03「心後腔」図2参照) が最多であり，時にBochdalek孔ヘルニア (横隔膜の背外側部に生じる) やMorgagni孔ヘルニア (胸骨の背側に生じる，図3) が見られる．

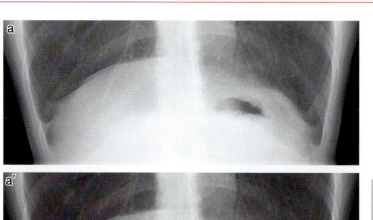

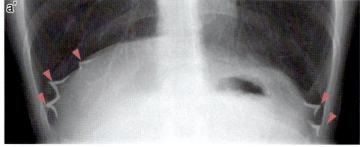

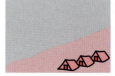

（横隔膜に）テントがいくつか見える．

図1 tenting（正面像）
横隔膜から肋骨の付着部に向かうテント状の陰影が見られる (▶).

118

02・横隔膜の形態

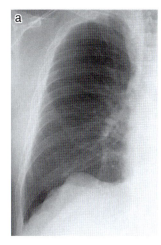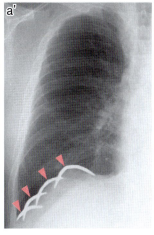

図2 scalloping（正面像）
横隔膜にいくつかの弓状のくびれ込みが見られる（▶）.

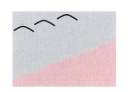

（横隔膜が）波打っている.

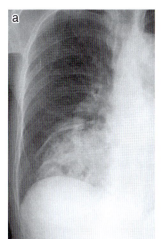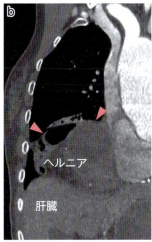

図3 横隔膜の腫瘤影（横隔膜ヘルニア：Morgagni孔ヘルニア）
a. 胸部エックス線（正面像），b. CT（冠状断），c. 胸部エックス線（側面像），d. CT（矢状断）：胸骨右背側部から腸管を含む腹部臓器が胸腔内に突出している（▶）.

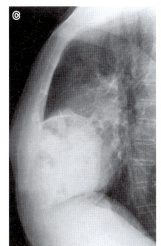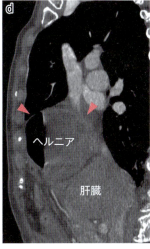

確認問題

異常所見はどこ？ 　解答は122頁

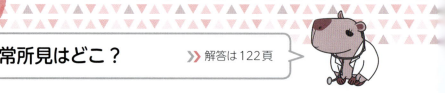

Q1

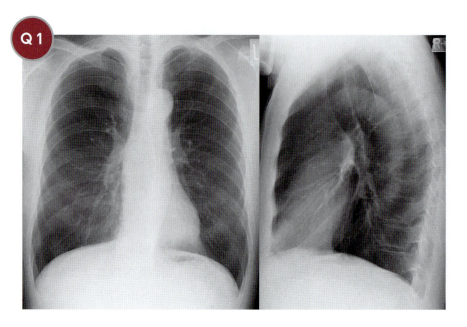

Q2

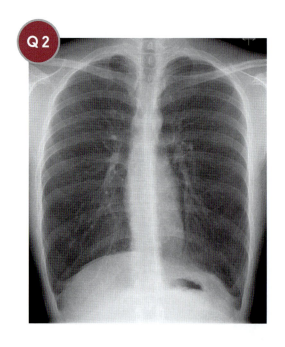

HINT
Q1・高さ　Q2・形態

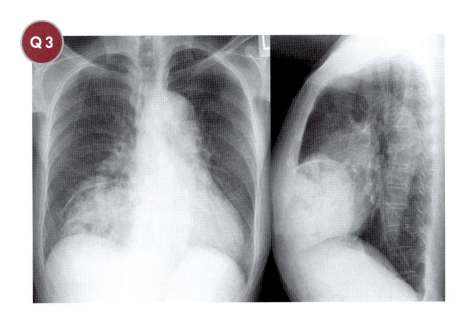

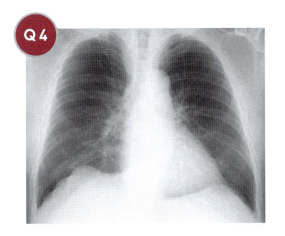

> **HINT**
> Q3・形態　　Q4・形態

121

VII章　確認問題 解答

Q1　横隔膜の低下と平坦化（肺気腫）（→117頁の図3）
Q2　tenting（→118頁の図1 a）
Q3　横隔膜の腫瘤影（横隔膜ヘルニア：Morgagni孔ヘルニア）（→119頁の図3 a, c）
Q4　scalloping（→119頁の図2 a）

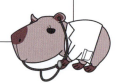

Ⅷ章
胸　郭

- 01 • 肋骨の走行
- 02 • 皮質骨の厚さと海綿骨の濃度
- 03 • 肺結節と紛らわしい骨病変
- 04 • 肺結節と紛らわしい骨以外の構造
- 05 • 漏斗胸
- 06 • その他の胸郭の異常
- 07 • 医療機器

　　確認問題

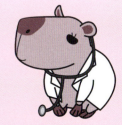

Ⅷ章 胸郭

01 肋骨の走行

重要度：★☆☆

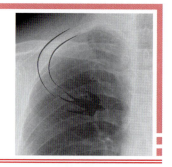

> **CHECK POINT** 肋骨の走行を上位から下位に向かって目で追う

- 肋骨の走行を上位から下位に向かって目で追う（**図1**）．
- 正常では片側12本であるが，11本や13本のこともある（**図2**）．
- 縦隔側で鎖骨のすぐ下に存在するのが第1肋骨である．
- 肋骨では本数だけではなく，その形態にも低形成，過形成，フォーク状肋骨（**図3**），融合などの変異がしばしば見られる．
- 皮質骨の連続性が断たれている場合，骨折が存在している．骨折後早期には骨折線が見られることがある（**図4**）．骨のずれが乏しい肋骨骨折の診断は困難なことが少なくない（**図5**）．
- 骨折後1～3週間程度で仮骨が形成される．仮骨形成に伴い骨折線は不明瞭化していく．骨折部の骨硬化や化骨形成は肺結節と紛らわしいことがある（Ⅷ章 03「肺結節と紛らわしい骨病変」図2参照）．
- 骨折部に骨のずれを伴っている場合，変形が残る（**図4**）．
- 肋骨の膨隆にも注意する．良性病変としては線維性骨異形成（**図6**），内軟骨腫，悪性病変としては転移性骨腫瘍や多発性骨髄腫が多い．
- 転移性骨腫瘍では溶骨性変化により肋骨が不明瞭化することがある（**図7**）．

01・肋骨の走行

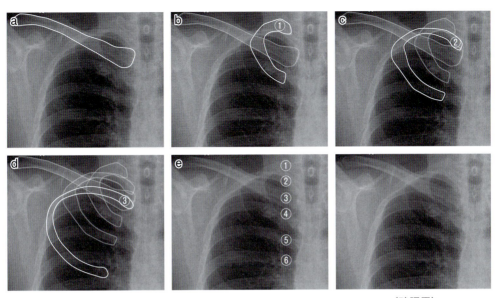

図1　肋骨の数え方

a. 鎖骨を同定する．
b. 鎖骨近位部のすぐ尾側に存在するのが第1肋骨（①）である．肋骨は背側部のほうが腹側部より頭側にある．
c. 第1肋骨の尾側に存在するのが第2肋骨（②）である．
d. 第2肋骨の尾側に存在するのが第3肋骨（③）である．
e. 以下，第4肋骨（④），第5肋骨（⑤）…と数えていく．なお，肋骨は背側部のほうがより白く見えるので数えやすい．

（確認用）

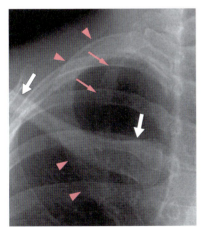

図2　頸肋

縦隔側で鎖骨（⇨）のすぐ下に見えるのが第1肋骨（▶）である．第1肋骨の頭側に，第7頸椎と連続する肋骨（頸肋）が見られる（→）．

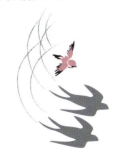

ツバメ（正常肋骨）の上方にスズメ（頸肋）が飛んでいる．

MEMO

頸肋は腕神経叢や鎖骨下動静脈を圧排し，胸郭出口症候群の原因となることがある．

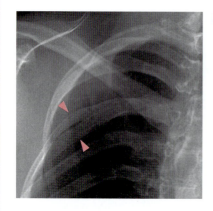

図3　フォーク状肋骨
第4肋骨が途中から2本に分かれている（▶）．

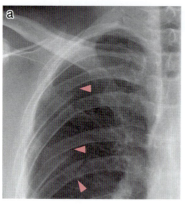
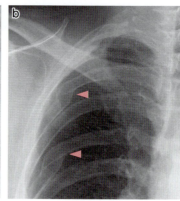

図4　肋骨骨折
a. **急性期**：右第4，6，7肋骨の皮質骨の連続性が断たれている（▶）．第4，6肋骨では骨折部でのずれが目立つ．
b. **治癒後**：第4，6肋骨では変形が目立つ（▶）．

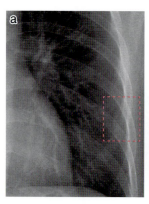
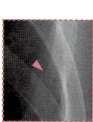
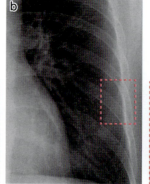
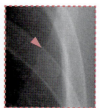

図5　肋骨骨折
a. **急性期**：皮質骨の連続性が断たれている（▶）．
b. **治癒後**：骨折部に軽微な変形が残存している（▶）．

01・肋骨の走行

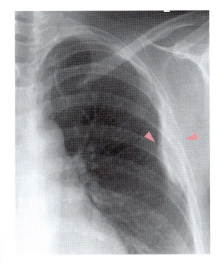

図6　骨膨隆（線維性骨異形成）
第4肋骨の外側部に限局性の膨隆が見られる（▶）．

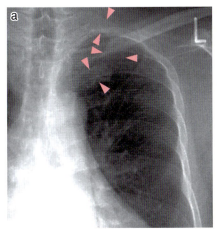
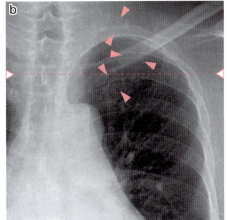

ツバメ（肋骨）が途中から見えなくなっていたら，溶骨を疑う．

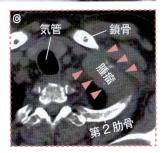

図7　肋骨の不明瞭化（転移性骨腫瘍）

a. 胸部エックス線（1年前）：第1肋骨が認められる（▶）．
b. 胸部エックス線：第1肋骨が同定できない（▶）．
c. CT（軸位断）：第1肋骨が腫瘍に置き換わっている（▶）．

▶Ⅷ章 胸郭

02 皮質骨の厚さと海綿骨の濃度

重要度：★☆☆

> **CHECK POINT** 肋骨や鎖骨の皮質骨の厚さや海綿骨の濃度をチェックする

- ☑ 骨は表面近くの皮質骨と海綿骨からなっている．皮質骨のほうが緻密であり，より"白く"描出される．この皮質骨の厚みには，年齢や性別も影響し個体差がある（**図1**）．
- ☑ 肋骨や鎖骨においてこの皮質骨を同定することが重要である．
- ☑ 海綿骨の濃度が上昇し，皮質骨との区別が難しくなっている場合，骨硬化性変化の存在を疑う（**図2**）．
- ☑ 海綿骨の濃度が不均一になっている場合には，部分的な造骨性変化や溶骨性変化の存在を疑う（**図3，4**）．

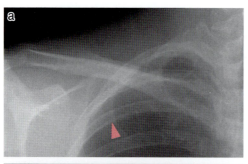
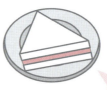
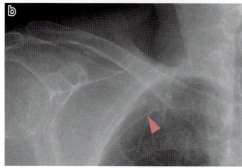
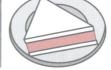

肋骨をサンドウィッチに見立てると，20代男性に比べ，70代女性では白いパン（皮質骨）が薄い．

図1　年齢・性別による皮質骨の厚さの違い
a．**20代男性**，b．**70代女性**：20代男性と比較して70代女性の皮質骨は薄い（▶）．

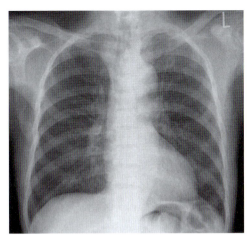
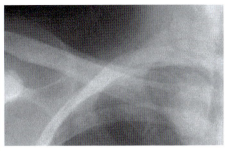
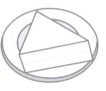

"白いパンだけのサンドウィッチ"を見たら，びまん性造骨性変化を疑う．

図2 海綿骨の濃度上昇（びまん性造骨性変化：前立腺癌骨転移）

海綿骨の濃度が上昇し，皮質骨との境界が不明瞭である．

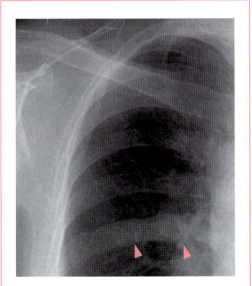

図3 海綿骨の濃度上昇（部分的な造骨性変化：乳癌骨転移）

右第8肋骨背側部の海綿骨の濃度上昇が見られ，この部分で皮質骨と海綿骨の境界が不明瞭となっている（▶）．

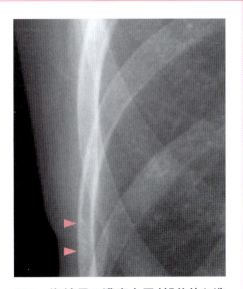

図4 海綿骨の濃度上昇（部分的な造骨性変化：乳癌骨転移）

右肋骨外側部で海綿骨の濃度上昇が見られ，この部分で皮質骨と海綿骨の境界が不明瞭となっている（▶）．同様の所見が多発している．

Ⅷ章 胸郭

03 肺結節と紛らわしい骨病変

重要度：★★☆

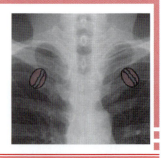

CHECK POINT 肺結節様の所見が骨病変ではないかどうか

- ☑ 肋軟骨の骨化は加齢に伴い出現する．特に左右不対称な場合に第1肋軟骨の骨化は肺結節との鑑別が必要となる（図1）．この骨化による結節様所見は，円形というよりはむしろ楕円形を呈し，内部に斜走する透亮像が見られることが多い．さらにこの結節様陰影の辺縁が第1肋骨の皮質骨に連続していることも鑑別の際に有用である．
- ☑ 骨折後変化や内骨腫（骨島）などの肋骨病変も肺結節に類似した所見を呈することがある（図2, 3）．いずれの病変も常に特定の肋骨の陰影と重なって存在する．
- ☑ 椎体の骨棘も結節性病変と紛らわしいことがある（図4）．

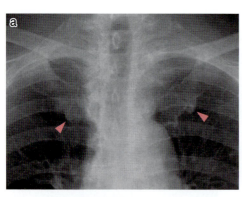
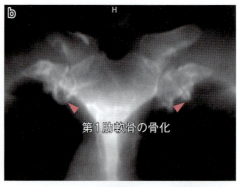

図1　第1肋軟骨の骨化
a．胸部エックス線，b．CT（冠状断）：両側上肺野内側で第1肋骨肋軟骨移行部に一致して結節様所見が見られる（▶）．この陰影の中央には直線的な透亮像が見られ，陰影の辺縁は骨皮質に連続している．

第1肋軟骨の骨化による結節様所見では，中央に割れ目があり，全体として楕円形となるのでコーヒー豆に似ている．

MEMO

- 骨島とは海綿骨の骨内に限局した内骨腫のこと．画像上，限局性の骨硬化像を呈する．
- 変形性関節症の画像所見として，骨棘，関節裂隙の狭小化，軟骨下骨の硬化，軟骨化嚢胞などが見られる．

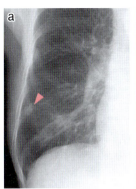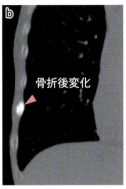

図2　肋骨骨折

a. **胸部エックス線**：右下肺野外側部で第7肋骨に重なって結節影を認める（▶）．
b. **CT（冠状断）**：右第7肋骨前外側部に骨折後の硬化性変化が見られる（▶）．

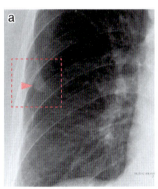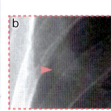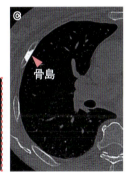

図3　内骨腫（骨島）

a. **胸部エックス線**，b. **拡大図**：右中肺野外側部で，右第4肋骨に重なって直径1cm程の結節影を認める（▶）．濃度は比較的均一で境界は明瞭，辺縁は不整で骨梁に連続するような索状の構造が見られる．
c. **CT（軸位断）**：右第4肋骨の海綿骨内に辺縁不整な限局性硬化性変化が見られる（▶）．

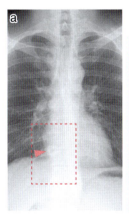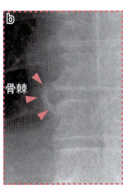

図4　椎体の骨棘

a. **胸部エックス線**：第9/10胸椎椎間レベルで心陰影に重なって，空洞性結節が存在しているように見える（▶）．
b. **拡大図**：上記の陰影が第9/10胸椎椎間に生じた骨棘であることがわかる（▶）．

Ⅷ章 胸郭

04 肺結節と紛らわしい骨以外の構造

重要度：★☆☆

CHECK POINT 肺結節様の所見が乳頭や皮膚結節，毛髪ではないかどうか

- ☑ 乳頭はしかるべき位置にしかるべき大きさで見られ，通常左右対称である．周囲に空気による"黒い"縁取りが見られることが多い（図1）．男性でも乳頭が認められることがある（図2）．側面像で乳頭が評価できる場合には，その所見も参考にして評価する．
- ☑ 背部や前胸壁の皮膚結節が肺野に重なって胸部エックス線写真に投影されている場合，肺内結節との鑑別は困難である（図3）．
- ☑ 毛髪なども肺尖部の結節影や浸潤影と紛らわしいことがある（図4）．毛髪による陰影では，辺縁が胸郭を越えて頸部まで連続していることが確認できる．

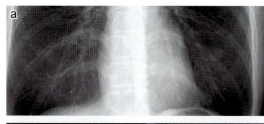
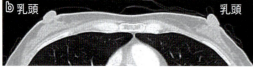

図1　乳頭陰影（女性）

a. **胸部エックス線**：両下肺野に左右対称の結節影が見られる．辺縁に"黒い"縁取りが見られる．

b. **CT（軸位断）**

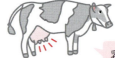

乳頭が見えている．

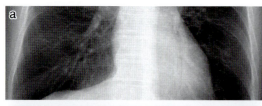
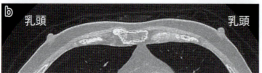

図2　乳頭陰影（男性）

a. **胸部エックス線**：両下肺野に左右対称の結節影が見られる．

b. **CT（軸位断）**

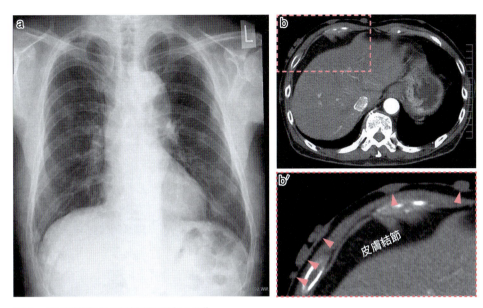

図3 皮膚結節(神経線維腫症Ⅰ型)

a. 胸部エックス線：両側肺野に結節影が多数みられる．側胸壁にも結節影が見られ，胸壁の多発結節の存在が示唆される．
b. CT（軸位断）：皮膚結節が多発している(b'：▶)．

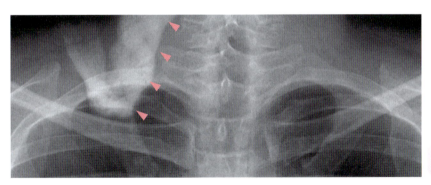

図4 毛髪

右肺尖部に結節様陰影が見られる．この結節様陰影の辺縁は頸部まで連続している．幾何学的な模様が見られ(▶)，三つ編みにした毛髪と思われる．

MEMO

神経線維腫症Ⅰ型は母斑症の1つで，常染色体優性の遺伝性疾患である．カフェ・オ・レ斑と，神経線維腫を主徴とし，骨，眼，神経系などにさまざまな病変を生じる．

Ⅷ章 胸郭

05 ● 漏斗胸

重要度：★☆☆

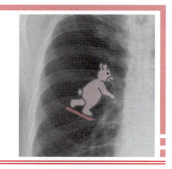

CHECK POINT   前胸壁側の肋骨の角度が急峻ではないかどうか

- 前胸壁側の肋骨が急峻な角度を示す場合，漏斗胸/ストレートバック症候群，亀背の可能性がある．
- 漏斗胸では陥凹部の胸壁の厚みの影響で右下肺野内側のエックス線透過性が減弱する．
- 椎体と前胸壁の間が狭いため心臓は左へ偏位し，心右縁は不鮮明となる．
- 前胸壁陥凹，心臓の回転・偏位により，大動脈左側に左下肺静脈や心臓が接するため下行大動脈左縁が消失する（図1）．
- 側面像では漏斗胸の診断は容易である（図2）．

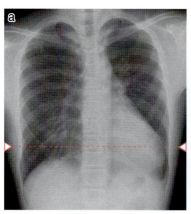
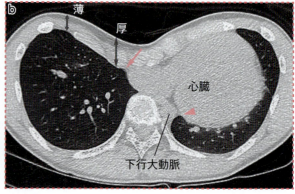

図1 漏斗胸

a．**胸部エックス線**：前胸壁側の肋骨が急峻な角度を示しており，さらに，右下肺野内側のエックス線透過性の減弱，心右縁は不鮮明化，大動脈左縁の消失が見られることから漏斗胸が疑われる．

b．**CT（軸位断）**：前胸壁の厚みは外側部に比べて陥凹部で厚く（↔），エックス線の吸収が多くなるため，下肺野内側のエックス線透過性が減弱すると思われる．椎体と前胸壁に挟まれ心臓は左へ偏位し，心右縁は縦隔陰影と重なっている．さらに陥凹した前胸壁が右房右縁と接しており（→），シルエットサイン陽性になっているものと思われる．これらの理由で心右縁が不鮮明となると思われる．また，下行大動脈の左側に心臓が回り込んでおり（▶），シルエットサイン陽性になり，下行大動脈左縁が消失するものと思われる．

05・漏斗胸

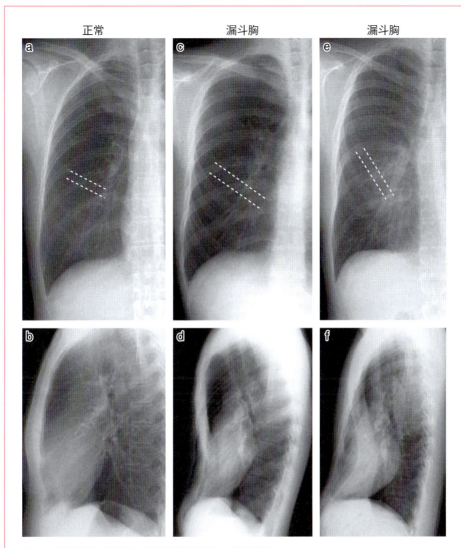

図2 健常者と漏斗胸患者（正面像，側面像）

a, b. **正常**，c, d. **軽度の漏斗胸**，e, f. **高度の漏斗胸**：漏斗胸の程度が高いほど前胸壁側の肋骨の角度が急峻である（::::）．側面像での漏斗胸の診断は容易である．

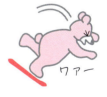

立てないほど急峻な坂道（前胸壁側の肋骨）なら漏斗胸を疑う．

MEMO

先天的に前胸部の中心が漏斗状に陥凹している状態を漏斗胸と呼ぶ．

Ⅷ章 胸郭

06 その他の胸郭の異常

重要度：★☆☆

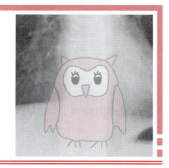

> **CHECK POINT**
> 脊椎や鎖骨，肩関節，軟性胸郭（乳房，筋肉，皮膚，皮下組織）に異常はないかどうか

- 骨粗鬆症による脊椎の圧迫骨折は胸腰椎移行部が好発部位である．圧迫骨折は側面像のほうが評価しやすい．椎体の前方の高さが減少し，楔状に変形することが多く，椎体前方の高さが後方の高さの75％未満になった場合，有意な圧迫骨折とされる（図1）．
- 椎体への骨転移では椎弓根が侵されることが多く，胸部エックス線写真正面像で椎弓根の消失としてとらえられる（図2）．棘突起をフクロウのくちばし，椎弓根をフクロウの目と見立てて，"目"の有無をチェックすると椎弓根の消失に気付きやすい．
- SAPHO (synovitis-acne-pustulosis-hyperostosis ostemyelitis) 症候群では，第1肋骨・鎖骨内側端の腫大と骨硬化がしばしば見られる（図3）．
- 進行した関節リウマチでは，肩関節の関節裂隙の狭小化や関節面の不整が見られる（図4，詳細に関しては成書を参照のこと）．
- 乳房陰影（Ⅴ章05「肺野の左右差」図8参照）や頸部・胸壁の筋肉・皮膚・皮下組織（図5）にも注意する．

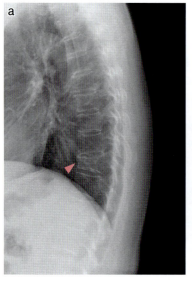
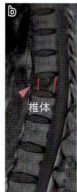

図1 胸椎圧迫骨折
a．胸部エックス線（側面像），b．MRI（矢状断）：下位胸椎椎体の前方の高さが減少している（▶）．

前方の高さが後方の高さの75％未満

椎体

06・その他の胸郭の異常

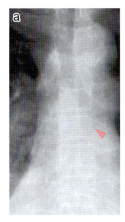
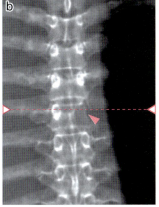
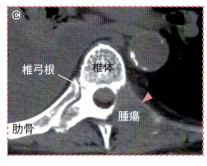

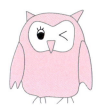

フクロウ（椎体）の
左目（椎弓根）が
見えない．

図2　椎弓根消失（胸椎骨転移）

a. 胸部エックス線，b. CT（冠状断）：中位胸椎左椎弓根の消失が見られる（▶）．

c. CT（軸位断）：中位胸椎左椎弓根を含む骨破壊が見られる（▶）．

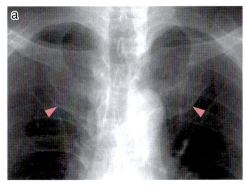
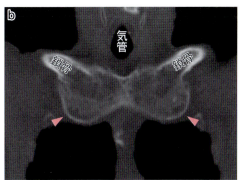

図3　第1肋骨・鎖骨内側端の腫大と骨硬化（SAPHO症候群）

a. 胸部エックス線，b. CT（冠状断）：両側第1肋骨・鎖骨内側端の腫大と骨硬化が著しい（▶）．

137

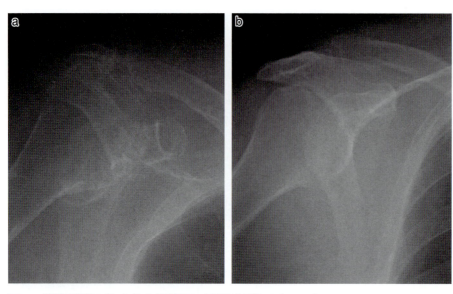

図4 関節裂隙の狭小化と関節面の不整（関節リウマチ）

a. **関節リウマチ**：肩関節の関節裂隙の狭小化や関節面の不整（上腕骨頭，肩峰，鎖骨遠位端）が見られる．
b. 正常像

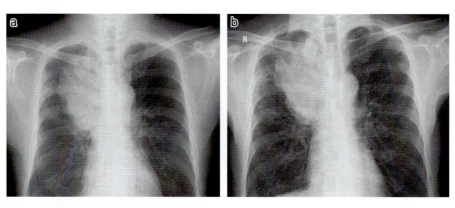

図5 頸部の腫脹（上大静脈症候群）

a. 治療前，b. 上大静脈ステント留置後：右肺門部から肺尖部にかけて腫瘤影が見られる．治療後と比較すると胸壁や頸部が腫脹していたことがわかる．

MEMO

進行期の関節リウマチの画像所見として，軟骨で覆われていない骨表面の浸食，関節裂隙の狭小化，軟骨下囊胞，脱臼/亜脱臼，骨性強直が見られる．

Ⅷ章 胸郭

07 医療機器

重要度：★☆☆

CHECK POINT 胸部エックス線写真上の陰影から医療機器を同定する

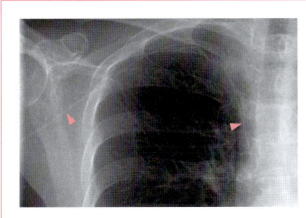

図1 中心静脈カテーテル
カテーテル先端が上大静脈ないしは腕頭静脈内にあることが望ましい．

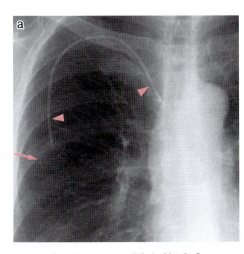
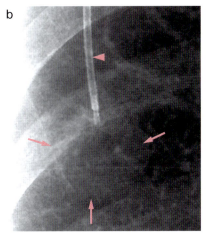

図2 皮下埋め込み型中心静脈ポートシステム
中心静脈カテーテル（▶）とポート（→）が見られる．

Ⅷ章　胸郭

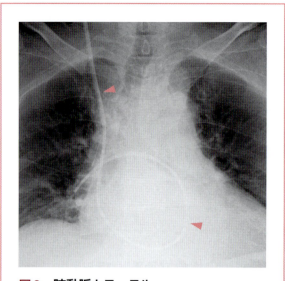

図3　肺動脈カテーテル
カテーテル先端が主肺動脈ないしは肺葉動脈内にあることが望ましい.

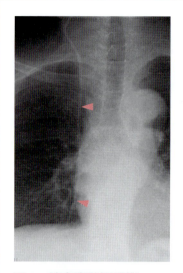

図4　脳室腹腔短絡術（ventriculo-peritoneal shunt)のチューブ

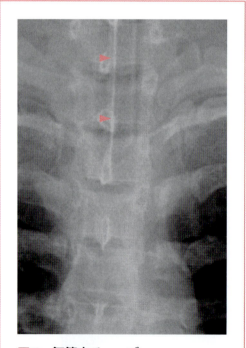

図5　気管内チューブ
チューブ先端が気管分岐部から5〜7cm頭側にあることが望ましい.

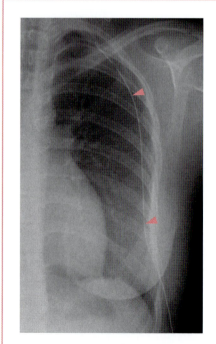

図6　トロッカーカテーテル

07・医療機器

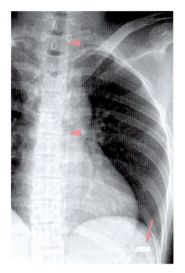

図7 胃管カテーテル

カテーテル(▶)とその先端(→). カテーテル先端が食道胃接合部より10cm以上末梢に存在していることが望ましい.

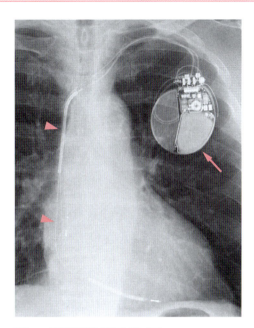

図8 不整脈治療デバイス

本体(→)とリード(▶).

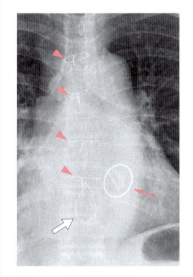

図9 人工弁置換術後

胸骨ワイヤー(▶), 人工弁(僧帽弁, →；三尖弁, ⇨)が見られる.

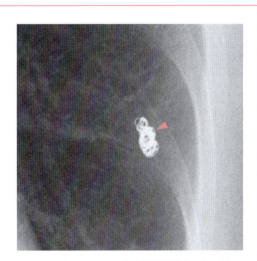

図10 金属コイル(肺動静脈奇形に対する塞栓術)

141

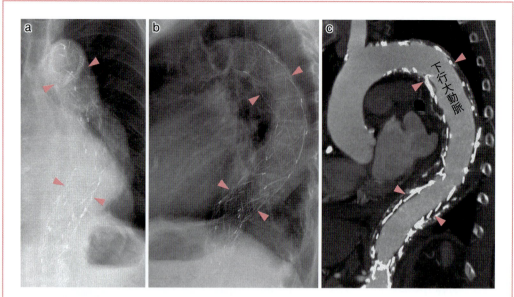

図11　大動脈ステントグラフト（胸部下行大動脈）
a. 胸部エックス線写真（正面），b. （側面），c. CT（矢状断）

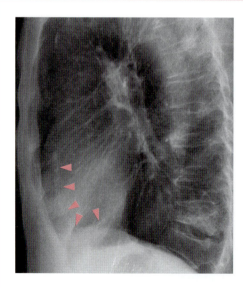

図12　冠動脈ステント（右冠動脈）

07・医療機器

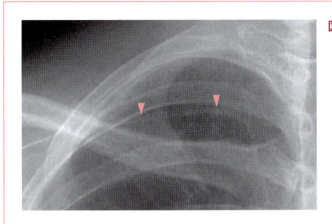

図13 ステープル（気胸術後）

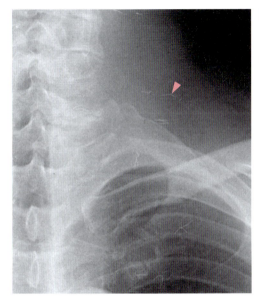

図14 鍼（鍼治療）

折れて遺残した鍼が皮下組織内に線状の陰影として多数見られる．

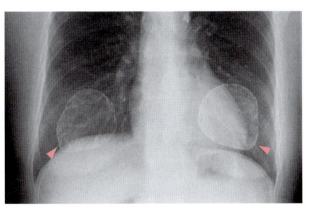

図15 インプラント（豊胸術後）

インプラント表面の石灰化が認められる．

143

確認問題

異常所見はどこ？ ▶▶ 解答は146頁

Q1
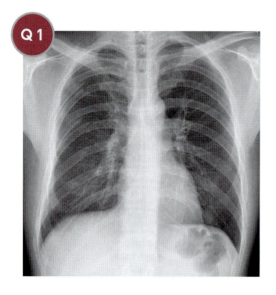

Q2
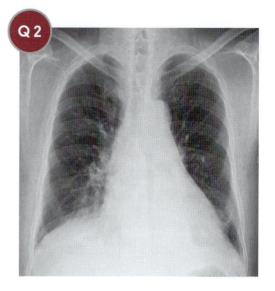

Q3
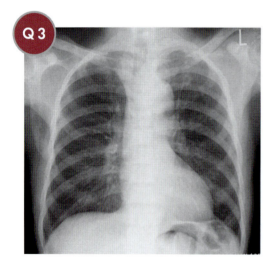

Q4
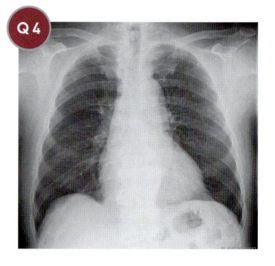

> **HINT**
> Q1・肋骨の皮質骨の連続性　　Q2・肋骨の走行　　Q3・皮質骨の厚さ
> Q4・肺結節に似た骨病変

確認問題

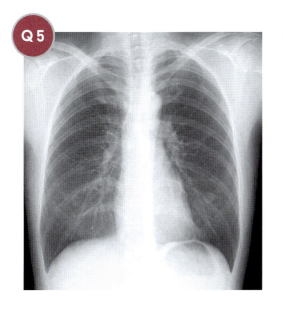

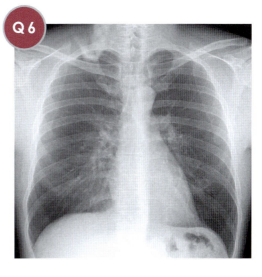

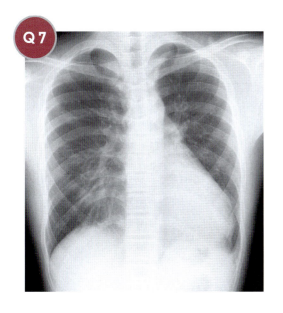

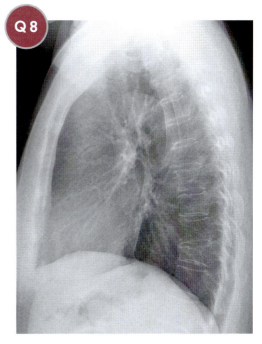

\HINT/
Q5・肺結節に似た軟部組織　　Q6・肺結節に似た軟部組織
Q7・肋骨の角度　　Q8・椎体の高さ

Ⅷ章　胸郭

Ⅷ章　確認問題

解　答

Q1　皮質骨の連続性喪失（肋骨骨折急性期）（→126頁の図4 a）
Q2　肋骨の不明瞭化（転移性骨腫瘍）（→127頁の図7 b）
Q3　海綿骨の濃度上昇（前立腺癌骨転移）（→129頁の図2）
Q4　第1肋軟骨の骨化（→130頁の図1 a）
Q5　乳頭陰影（女性）（→132頁の図1 a）
Q6　毛髪（→133頁の図4）
Q7　漏斗胸（→134頁の図1 a）
Q8　胸椎圧迫骨折（→136頁の図1 a）

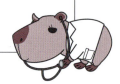

IX章

側面像

- 01 • 左右横隔膜の見分け方
- 02 • 椎体に重なる肺野
- 03 • 心後腔
- 04 • 胸骨後腔
- 05 • 心陰影に重なる肺野
- 06 • 後肋骨横隔膜角
- 07 • 心陰影に重なる透亮像
- 08 • 下大静脈と心後縁

確認問題

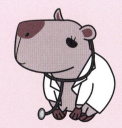

IX章　側面像

01 ● 左右横隔膜の見分け方

重要度：★☆☆

CHECK POINT　横隔膜と心臓とのシルエットサインや後胸壁での肋間の大きさをチェックする

- ☑ 心臓との境界が不明瞭（シルエットサイン陽性；Ⅰ章 **07**「シルエットサイン」参照）なほうが左側の横隔膜である（**図1**）.
- ☑ 間隔が大きい側の肋骨と連続する横隔膜はエックス線管に近い側である（**図2**）.
- ☑ 左右の横隔膜がほぼ重なっている場合は左右の判別が困難である．

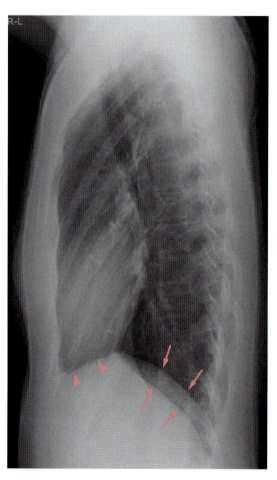

図1　左右横隔膜の見分け方：心臓とのシルエットサイン（側面像, R-L）

背側部では2つの横隔膜の境界線が見える（→）．より頭側に見える横隔膜は心臓との境界が明瞭であり（▶）、より尾側の横隔膜は心臓との境界が不明瞭（シルエットサイン陽性）である．したがって尾側の横隔膜が心臓と接している（＝左横隔膜）と考えられる．

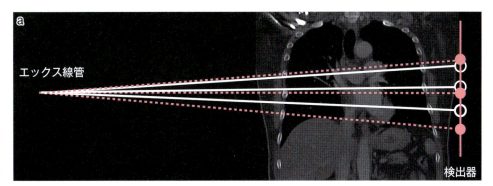

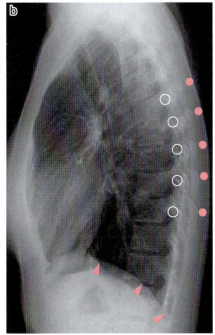

図2　左右横隔膜の見分け方：肋間の大きさ

a．エックス線管に近い側の肋骨は，より拡大されて検出器に投影される．したがって，エックス線管から遠い側の肋骨（○）よりエックス線管に近い側の肋骨（●）のほうの間隔が大きい．

b．**胸部エックス線（側面像，R-L）**：後胸壁の肋骨に着目すると，より背側に見える側で肋間が大きく，背側の肋骨（●）が○よりエックス線管に近い側（＝右側）と考えられる．したがって，これらの肋骨と連続する横隔膜（▶）は右側と考えられる．

IX章 側面像

02 ● 椎体に重なる肺野

重要度：★★☆

CHECK POINT 椎体に重なる肺野が，上から下に向かって"白"→"黒"になっているかどうか

- ☑ 健常者では，椎体に重なる肺野は上から下に向かって"白"→"黒"になっている（図1）．
- ☑ 健常者の側面像では，肩甲骨やその周囲の組織の影響で椎体に重なる肺野の上部が"白く"なると思われる（図2）．
- ☑ 下肺野の椎体に重なる部分が"黒く"なっていない場合，下肺野背側部に腫瘤や浸潤影の存在を疑う．正面像で，対応する所見がはっきりとしない場合には，縦隔陰影や横隔膜陰影に重なる病変の有無をしっかりチェックする（図3，4）．

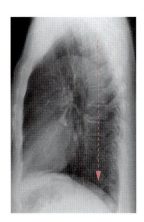

図1 正常像

椎体に重なる肺野は上から下に向かって"白"→"黒"となっている（--▶）．

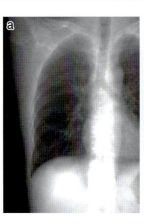 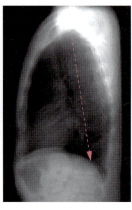

図2 正常例（肩甲骨ありvs肩甲骨なし）

a. thick slab CT（正面像，側面像，肩甲骨あり）：椎体に重なる肺野は上から下に向かって"白"→"黒"になっている．

02 ● 椎体に重なる肺野

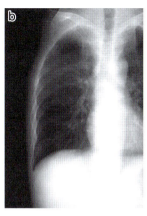
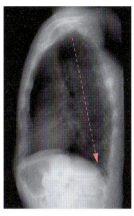

（図2 つづき）
b. thick slab CT（正面像，側面像，肩甲骨なし）：3D-CTデータ上で，肩甲骨およびその周囲の組織を取り除くと，椎体に重なる肺野は上から下まで"黒い"ままである．

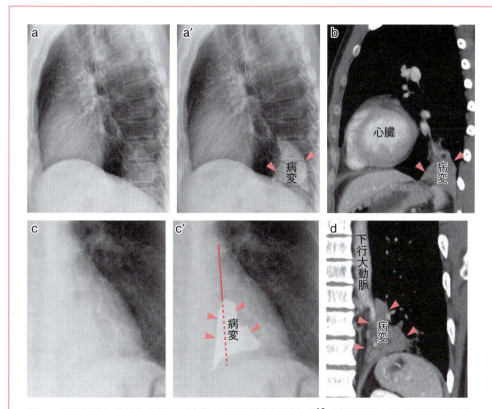

図3 下肺野の椎体に重なる部分の透過性低下（左S^{10}の浸潤影：肺内肺分画症）

a. 胸部エックス線（側面像），a′．CTとの合成画像：椎体に重なる肺野は上から下に向かって"白"→"黒"→"白"になっており，下肺野背側部に浸潤影の存在が示唆される（▶）．

c. 胸部エックス線（正面像），c′．CTとの合成画像：心陰影に重なって浸潤影が見られる（▶）．下行大動脈下部左縁が不明瞭である（---，シルエットサイン陽性）．

b. CT（矢状断），d. CT（冠状断）：左肺下部背内側部に浸潤影を認める（▶）．病変は下行大動脈左縁と接している．

IX章　側面像

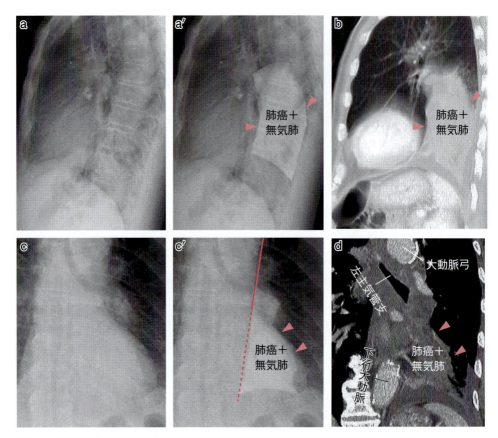

図4　中下肺野の椎体に重なる部分の透過性低下（左下葉無気肺：肺癌）

a．胸部エックス線（側面像），a′．CTとの合成画像：椎体に重なる肺野は上から下まで"白い"ままであり，中下肺野背側部に浸潤影の存在が示唆される（▶）．

c．胸部エックス線（正面像），c′．CTとの合成画像：心陰影にちょうど重なるように浸潤影が見られる（▶）．左肺門陰影の腫大および下方への偏位が見られる．心臓に重なる部分では肺の血管陰影が不明瞭であり，下行大動脈下部左縁も不明瞭である（シルエットサイン陽性）．

b．CT（矢状断），d．CT（冠状断）：左肺下葉無気肺を認める（▶）．病変は下行大動脈左縁と接している．

152

> IX章　側面像

03 心後腔

重要度：★★☆

CHECK POINT　心後腔が"黒い"かどうか

- ☑ 心後腔（側面像では，心臓後縁，椎体前縁，横隔膜で囲まれる部分）は，健常者では"黒い"（図1）．
- ☑ 心後腔が"白い"場合，中縦隔（特に食道，図2，3）や中縦隔に重なる部分の肺野（図4）に腫瘤の存在を疑う．特に腫瘤内に液面形成が見られる場合，食道裂孔ヘルニアが強く疑われる（図2）．

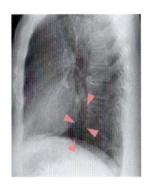

図1　正常像
心後腔は"黒く"なっている（▶）．

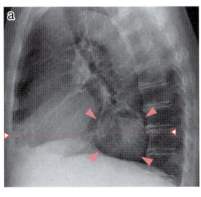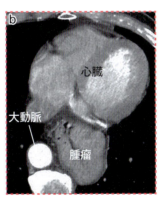

図2　心後腔の透過性低下（中縦隔腫瘤：食道裂孔ヘルニア）

a．胸部エックス線（側面像）：心後腔が"白く"，内部に液面形成を伴う境界明瞭な腫瘤影が見られる（▶）．
b．CT（軸位断像）：中縦隔下部に腫瘤（胃）が見られる．

IX章　側面像

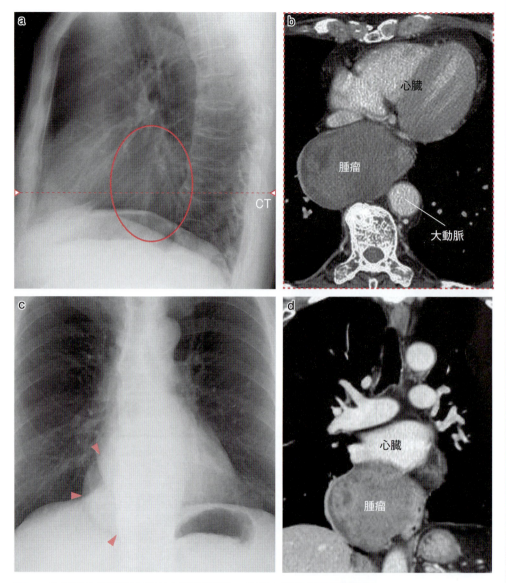

図3　心後腔の透過性低下（中縦隔腫瘍：食道の消化管間質腫瘍）

a. **胸部エックス線（側面像）**：心後腔が"白く"，中縦隔に腫瘍の存在が疑われる（○）．
b. **CT（軸位断像）**：中縦隔下部に腫瘍が見られる．
c. **胸部エックス線（正面像）**：右肺内側部で心陰影や横隔膜陰影に重なって腫瘍影（▶）が見られる．
d. **CT（冠状断像）**：心臓と食道に接して腫瘍が見られる．

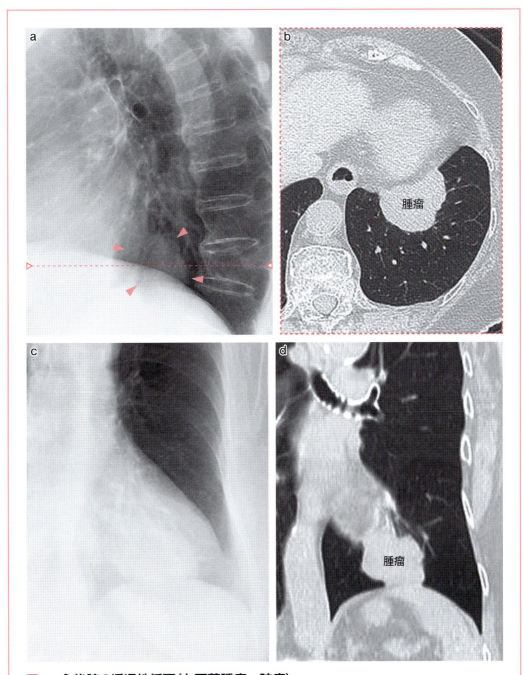

図4　心後腔の透過性低下（左下葉腫瘤：肺癌）

a. **胸部エックス線（側面像）**：心後腔が"白く"，腫瘤影が見られる（▶）．
b. **CT（軸位断像）**：左下葉で食道の左側に腫瘤が見られる．
c. **胸部エックス線（正面像）**：心陰影に重なって腫瘤影が見られる．
d. **CT（冠状断像）**：心臓背側で横隔膜に接して腫瘤が見られる．

IX章 側面像

04 胸骨後腔

重要度：★★☆

> **CHECK POINT** 胸骨後腔が"黒い"かどうか

- ☑ 健常者では，胸骨後腔は"黒く"なっている（図1）．
- ☑ 胸骨後腔が"白い"場合，前縦隔に腫瘍の存在を疑う（図2）．
- ☑ 肥満者では前縦隔に腫瘍がなくても胸骨後腔が"白い"ことがある（図3）．

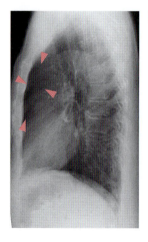

図1　正常像

胸骨後腔は"黒く"なっている（▶）．

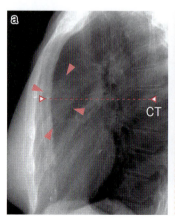 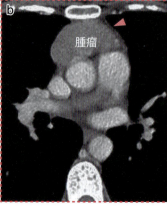

図2　胸骨後腔の透過性低下（前縦隔腫瘍：胸腺腫）

a. 胸部エックス線（側面像）：胸骨後腔が"白く"，境界不明瞭な腫瘍影の存在が疑われる（▶）．

b. CT（軸位断像）：前縦隔に腫瘍が見られる（▶）．

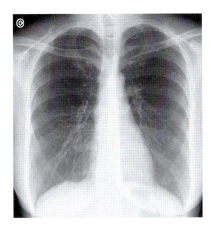

(図2　つづき)
c. 胸部エックス線(正面像)：
縦隔の腫瘤は判然としない．

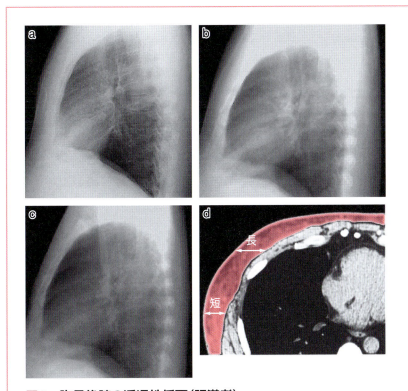

図3　胸骨後腔の透過性低下(肥満者)

a. 胸部エックス線(側面像)，b. thick slab CT (側面像，皮下脂肪あり)：胸骨後腔は"白く"なっている．

c. thick slab CT (側面像，皮下脂肪なし)：3D-CTデータ上で，皮下脂肪を取り除いた場合，胸骨後腔は"黒く"なっている．

d. CT (軸位断像)：前胸部側ではエックス線が皮下脂肪を通過する距離が長いため，皮下脂肪でのエックス線の吸収が多く，胸骨後腔が"白く"なると思われる．

> Ⅸ章　側面像

05 心陰影に重なる肺野

重要度：★ ★ ☆

> **CHECK POINT** 心陰影に重なる楔状，帯状の陰影がないかどうか

- 心陰影に重なって"白い三角形"や"白い帯"が見られる場合，中葉および舌区の浸潤影や無気肺の存在を疑う（図1）．
- 正面像と比較して側面像のほうが，中葉および舌区の病変のコントラストが高く境界明瞭なことが多い（図1）．
- 大葉間裂内に入り込んだ脂肪組織が同様の陰影を呈することがある（図2）．この脂肪組織は内部の濃度が均一である．正面像の所見を参考にする（Ⅰ章10「心横隔膜角部の心辺縁」参照）．

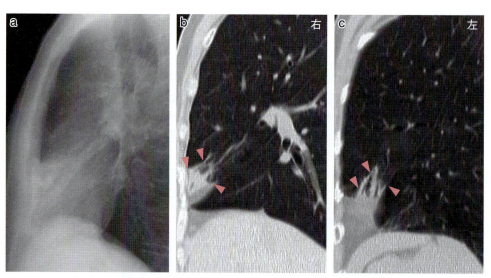

図1　心陰影に重なる楔状陰影（中葉および舌区の浸潤影：肺炎）
a. 胸部エックス線（側面像）：心陰影に重なって"白い三角形"の陰影が見られる．
b. CT（中葉病変，矢状断），c. CT（舌区病変，矢状断）：中葉舌区に浸潤影が見られる（▶）．

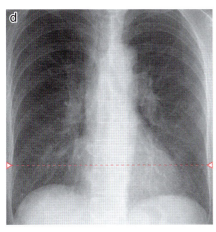
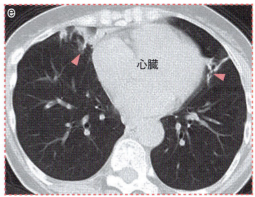

図1 （つづき）

d. **胸部エックス線（正面像）**：両側下肺野で心陰影の近くに斑状影の存在が疑われるが，指摘はやや困難である．
e. **CT（軸位断）**：中葉舌区に浸潤影（▶）が見られる．

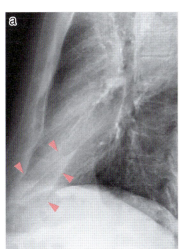
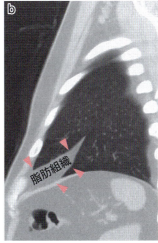
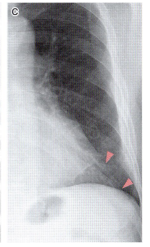

図2　心陰影に重なる楔状陰影（葉間裂内の脂肪組織）

a. **胸部エックス線（側面像）**："心陰影に重なって"白い三角形"の陰影が見られる（▶）．
b. **CT（矢状断）**：大葉間裂内に脂肪組織の入り込みが見られる（▶）．
c. **胸部エックス線（正面像）**：心尖部の辺縁が不明瞭化し，その外側に心臓から横隔膜にかけて淡い陰影が見られ，脂肪沈着が示唆される（▶，Ⅰ章10「心横隔膜角部の心辺縁」参照）．

IX章 側面像

06 後肋骨横隔膜角

重要度：★ ☆ ☆

> **CHECK POINT** 後肋骨横隔膜角の鈍化がないかどうか

- ☑ 側面像での後肋骨横隔膜角のほうが正面像の肋骨横隔膜角より深いため，少量の胸水を検出しやすい（図1）．
- ☑ 後肋骨横隔膜角の鈍化がみられた場合，胸水の貯留または胸膜の癒着を疑う（図1）．

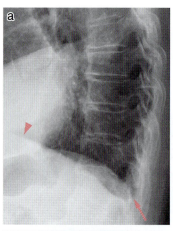
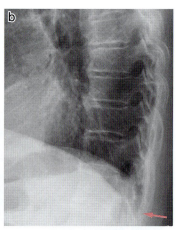
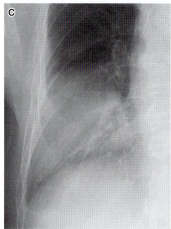
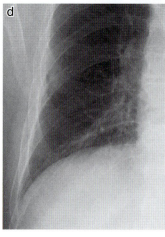

図1　後肋骨横隔膜角の鈍化（右胸水：中葉肺炎）

a．胸水貯留時（側面像），b．健常時（側面像）：健常時と比較すると片側の肋骨横隔膜角が鈍化していることがわかる（→）．この鈍化した肋骨横隔膜角と連続する横隔膜上縁が心臓の部分でも明瞭である（シルエットサイン陰性）ことから（▶），右側の異常が疑われる（IX章01「左右横隔膜の見分け方」参照）．

c．胸水貯留時（正面像）：中葉肺炎により右下肺野が"白い"が，肋骨横隔膜角の鈍化は見られない．

d．健常時（正面像）

IX章 側面像

07 心陰影に重なる透亮像

重要度：★☆☆

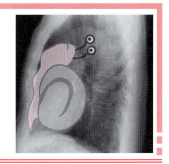

> **CHECK POINT**
> 心陰影の拡大が見られる場合に，側面像でリング状の透亮像が見られないかどうか

- 正面像で心陰影の拡大が見られ，側面像で心外膜下脂肪の透亮像とその周囲の液体が"黒"，"白"のリング状に見える場合，心嚢水貯留を疑う（図1）．
- 心陰影が大きいにもかかわらず，肺血管の異常が明らかではない場合には，心嚢水が貯留している可能性がある．

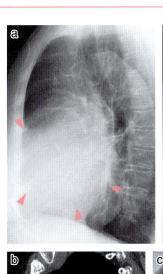
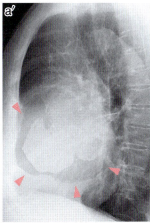
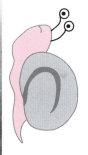
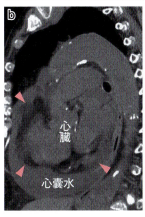
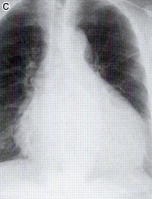

図1　心陰影に重なるリング状の透亮像（心嚢水）

a．胸部エックス線（側面像），
a'．CTとの合成画像：心陰影に重なって"黒い"リング（▶）が見える．
b．CT（矢状断）：心臓に沿って脂肪組織（▶）が見られ，その外側に液体が貯留している．
c．胸部エックス線（正面像）：心陰影が大きい．

Ⅸ章　側面像

08 下大静脈と心後縁

重要度：★☆☆

> **CHECK POINT**　下大静脈と心後縁の交点が右横隔膜より頭側にあるかどうか

- ☑ 下大静脈と心後縁の交点は通常，右横隔膜より頭側にある（図1）．
- ☑ 左室の拡張により交点は尾側に移動する．
- ☑ 交点が右横隔膜またはそれ以下に存在している場合，左室の拡張を疑う（図2）．

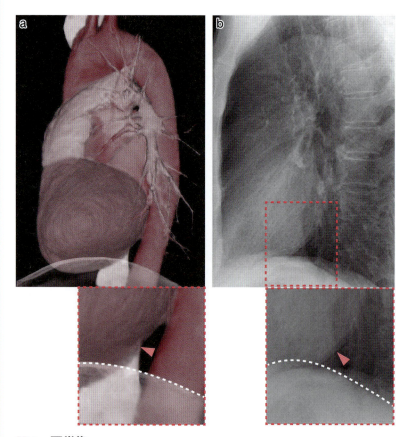

図1　正常像
a．3D-CT，b．胸部エックス線：下大静脈と心後縁の交点（▶）は右横隔膜（白点線）より頭側にある．

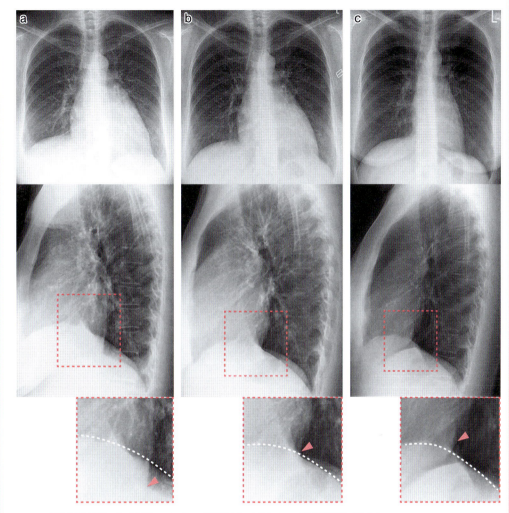

図2　下大静脈と心後縁の交点の位置（左室拡大：産褥期心筋症）

a．発症時，b．治療中，c．治癒後：発症時には，下大静脈と心後縁の交点（▶）が右横隔膜（白点線）より尾側に存在しており，左室の拡張が示唆される．経過に伴い交点は上昇し，治癒後には右横隔膜の頭側に存在している．

確認問題

異常所見はどこ？ 　解答は166頁

Q1

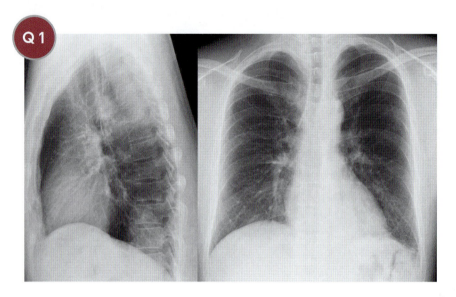

Q2

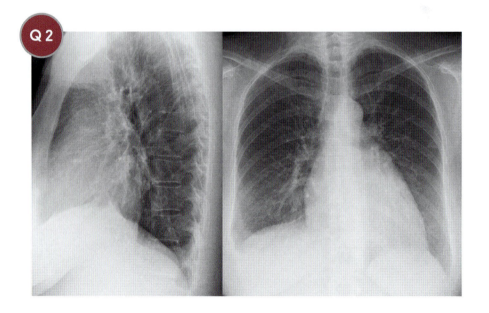

HINT
Q1・椎体に重なる肺野　　Q2・下大静脈と心後縁

確認問題

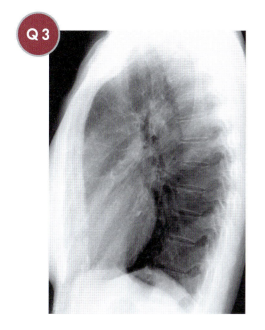

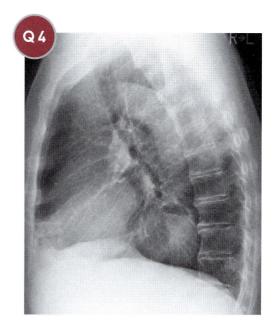

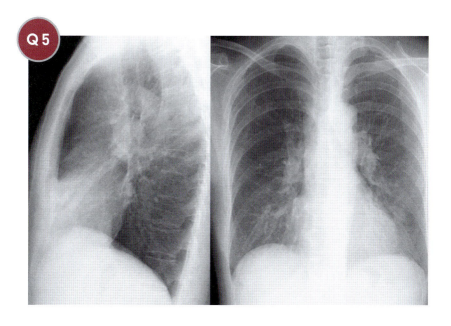

\ HINT /

Q3・胸骨後腔　　Q4・心後腔　　Q5・心陰影に重なる肺野

IX章　確認問題
解　答

Q1　左S^{10}の浸潤影（肺内肺分画症）（→151頁の図3 a, c）

Q2　下大静脈と心後縁の交点の下降（産褥期心筋症；発症時）（→163頁の図2 a）

Q3　胸骨後腔の透過性低下（胸腺腫）（→156頁の図2 a）

Q4　心後腔の透過性低下（食道裂孔ヘルニア）（→153頁の図2 a）

Q5　中葉および舌区の浸潤影（肺炎）（→158, 159頁の図1 a, d）

X章

所見の記載

01 ● 病変部位の記載

02 ● 肺野病変の記載

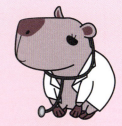

X章 所見の記載

01 病変部位の記載

- 肺野の異常が存在する部位を記載する際に，肺野を肺尖部（鎖骨より上部），上肺野（鎖骨～第2肋骨先端），中肺野（第2肋骨先端～第4肋骨先端），下肺野（第4肋骨先端より下部）と分けることが一般的である（図1）．
- 肺野と肺葉は対応していない点に注意が必要である．例えば，中葉の大部分は下肺野に存在しているし，下葉S^6は通常中肺野に存在する．
- 肺門付近を肺門部と呼ぶこともある．また，胸膜に近い側を外層，その内側を内層と呼ぶ．

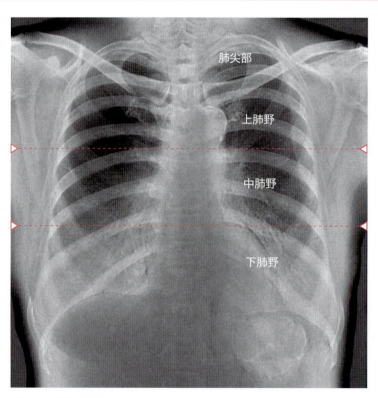

図1 肺野の区分
肺尖部：鎖骨より上部
上肺野：鎖骨～第2肋骨先端
中肺野：第2肋骨先端～第4肋骨先端
下肺野：第4肋骨先端より下部

X章 所見の記載

02 肺野病変の記載

重要度：★★☆

1 広がりをもつ病変

- 肺病変の鑑別疾患を考えるうえで，肺胞内腔の病変か肺間質（肺胞壁，気管支壁，気管支や血管の周囲など）の病変かを区別することは重要である．胸部エックス線写真の所見からこの両者を確実に区別することは困難であるが，陰影のパターンから両者をある程度推測することは可能である．
- 胸部エックス線写真上，ある程度の広がりをもつ肺野病変の陰影は肺胞性パターンと間質性パターンに大別される．肺胞性パターンの陰影は鉛筆を寝かせて，芯の腹で描くような陰影，間質性パターンの陰影は尖った鉛筆の先端で描くような陰影である．

a. 肺胞性パターンの陰影

- 肺胞内に液体（滲出液，血液，タンパク様物質など）や細胞（腫瘍細胞など）が貯留し，肺胞内腔の含気が消失した場合に肺胞性パターンの陰影が見られる．ただし，肺胞壁や気管支壁などの肺の間質の病変においても，肺胞性パターンの陰影が見られることがある．
- 肺胞性パターンの陰影：5mm程度の大きさの陰影は細葉影（図1），1〜2cm程度の大きさの陰影は斑状影（図2），それ以上の大きさの陰影は浸潤影（図3）と呼ばれることが多い．肺胞性パターンの陰影では内部にしばしば気管支透亮像が見られる（図4）．両肺門を中心に広がる浸潤影は蝶形陰影と呼ばれる（図5）．

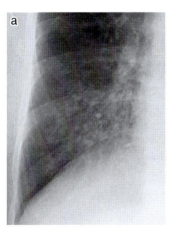 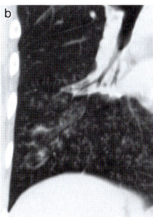

図1 細葉影（気管支肺炎）
a. 胸部エックス線（正面像），b. CT（冠状断）：下肺野に境界不明瞭な数mm大の陰影が集簇している．

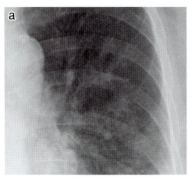 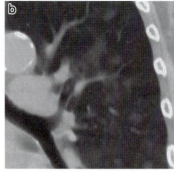

図2 斑状影(ニューモシスチス肺炎)
a. 胸部エックス線(正面像),
b. CT(冠状断):上肺野に1cm程度の境界不明瞭な斑状の陰影が散在している.

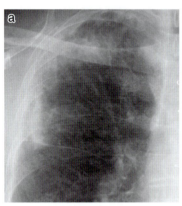 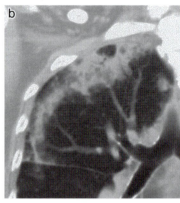

図3 浸潤影(慢性好酸球性肺炎)
a. 胸部エックス線(正面像),
b. CT(冠状断):肺尖部から上肺野外側部に胸膜に沿うような境界不明瞭な陰影が見られる.

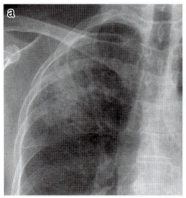 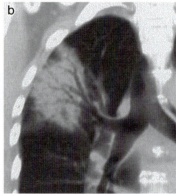

図4 浸潤影および気管支透亮像(特発性器質化肺炎)
a. 胸部エックス線(正面像),
b. CT(冠状断):上肺野に浸潤影が見られる.内部に気管支透亮像を伴っている.

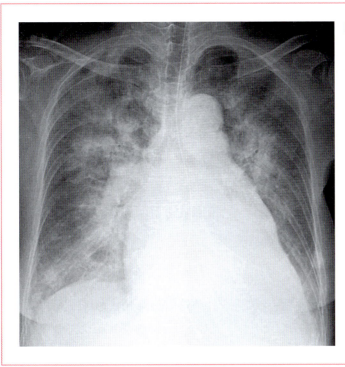

図5 蝶形陰影（心原性肺水腫）

両側肺門部を中心として浸潤影が見られる．本症例は僧帽弁狭窄症による心不全であり，心大血管陰影左第3，4弓の突出が見られる．

b. 間質性パターンの陰影

☑ 間質性パターンの陰影としては，線状影（図6），網状影（図7），粒状影（図8）などがある．気管支壁肥厚，カーリーのB線（図9），蜂窩肺（図7）も間質の病変を示唆する．

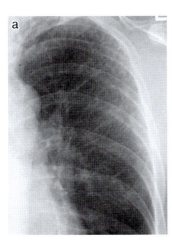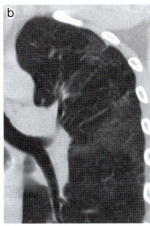

図6 線状影・網状影（サルコイドーシス）

a．胸部エックス線（正面像），b．CT（冠状断）：中肺野を中心に肺野に線状・網状の陰影がびまん性に認められる．

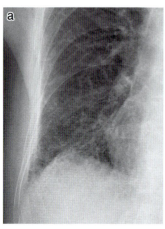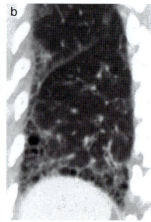

図7　網状影・蜂窩肺（特発性肺線維症）

a．胸部エックス線（正面像），b．CT（冠状断）：下肺野を中心に網状の陰影が見られる．肋骨横隔膜付近では蜂窩肺を呈している．

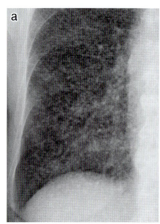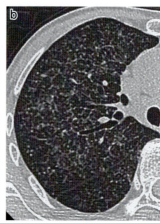

図8　粒状影（肺転移）

a．胸部エックス線（正面像），b．CT（軸位断）：びまん性に境界明瞭な粒状の陰影が見られる．

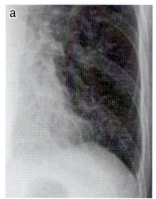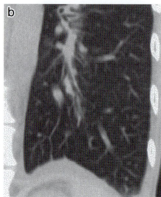

図9　カーリーのB線（癌性リンパ管症）

a．胸部エックス線（正面像），b．CT（冠状断）：胸膜に対して垂直な線状陰影が多数見られる．

2 孤立性病変

孤立性陰影としては線状影（幅が1〜2mm，**図10**），索状影（幅が2〜3mm，**図11**），結節影（径が数mm〜3cm），腫瘤影（径が3cm以上），嚢胞影（壁厚が2mm以下，通常は内部に空気を含む）などがある（**図12**）．なお，結節影や腫瘤影，浸潤影内部の含気腔は空洞と呼ぶ（**図13**）．単純性肺アスペルギローマで空洞内に菌球が存在する場合には空洞部分が三日月状に見え，crescent signあるいはmeniscus signと呼ばれる（**図14**）．

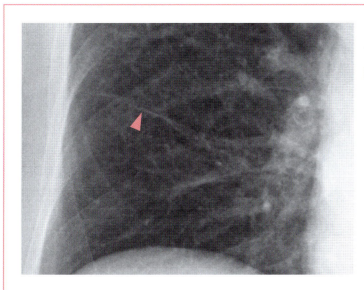

図10 線状影（瘢痕）
下肺野に斜走する線状の陰影を認める（▶）．

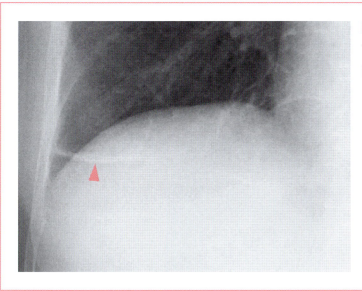

図11 索状影（瘢痕）
下肺野に横走する索状の陰影を認める（▶）．

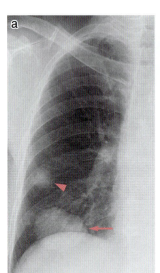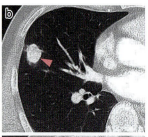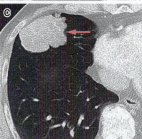

図12 結節影・腫瘤影（転移性肺腫瘍）

a. 胸部エックス線（正面像），b, c. CT（冠状断）：下肺野に境界明瞭な結節影（▶）と腫瘤影（→）を認める．

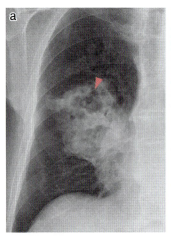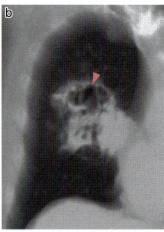

図13 空洞を伴う腫瘤影（肺ノカルジア症）

a. 胸部エックス線（正面像），b. thick slab CT（冠状断）：中下肺野に内部に空洞（▶）を伴う腫瘤影を認める（なお，近傍には斑状影が見られる）．

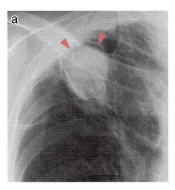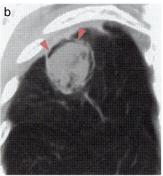

図14 crescent sign（単純性肺アスペルギローマ）

a. 胸部エックス線（正面像），b. thick slab CT（冠状断）：上肺野の腫瘤影の頭側に"黒い"三日月状陰影（▶）が見られる．

索引

所見用語・解剖学的名称索引

▶欧文

apical cap	110
AP像	6
bilateral hilar lymphadenopathy (BHL)	65
cardiothoracic ratio (CTR)	6
crescent sign	173
deep sulcus sign	106
double density	12
Hampton's hump	87
inverted S sign	63
juxtaphrenic peak sign	63
Kerley's B line	80
knuckle sign	87
meniscus sign	173
PA像	6
potato likeな腫大リンパ節	37
tram line	84
Westermark sign	87

▶あ行

胃泡	46
医療機器	139
エネルギーサブトラクション法	74
横隔膜（シルエットサイン）	14, 20
横隔膜下のガス	46
横隔膜の形態	118
横隔膜の高さ	116

▶か行

カーリーのB線	80, 171
海綿骨	128
下行大動脈左縁	2, 4, 21
下肺野	168
間質性パターン	169
冠動脈	50
気管	32, 50
気管支	32, 50, 84
気管支透亮像	169
気管支の分岐パターン	38
気管支壁肥厚	171
気管分岐角	12, 38
気胸	106
奇静脈弓	36
奇静脈葉間裂	100
胸骨後腔	156
胸水	101, 104, 160
胸膜	86, 104, 106, 108
胸膜外徴候	104
頸胸部徴候	16
結節	66
結節影	173
合成像	74, 75
後前 (PA) 像	6
後肋骨横隔膜角	160

▶さ行

細葉影	169
索状影	173
縦隔気腫	46
腫瘤	66
腫瘤影	173
上肺野	168
シルエットサイン	14, 16, 20, 148
心横隔膜角部	24
心胸郭比	6
心後腔	153
浸潤影	169
心尖	8
心大血管陰影（シルエットサイン）	14, 20
心大血管陰影の弓	20
心大血管陰影の石灰化	50
心嚢水	161

索 引

心膜 …………………………………… 50
すりガラス影 ………………………… 79
石灰化 …………………………… 50, 108
舌区 …………………………………… 158
前後(AP)像 …………………………… 6
線状影 …………………………… 171, 173
造影剤 ………………………………… 15
僧帽弁輪 ……………………………… 50

▶ た 行

大動脈肺動脈窓左縁 ………………… 44
大動脈裂孔 …………………………… 2
中肺野 ………………………………… 168
中葉 …………………………………… 158
中葉舌区 ……………………………… 24
蝶形陰影 ……………………………… 169
椎弓根 ………………………………… 136
動脈瘤 ………………………………… 50

▶ な 行

乳頭 …………………………………… 132
乳房切除 ……………………………… 86

▶ は 行

肺区域 …………………………… viii, 20
肺血流の再分布 ……………………… 81
肺尖部 …… 16, 78, 90, 100, 106, 110, 133, 168
肺動脈幹 ……………………………… 10
肺胞性パターン ……………………… 169
肺門陰影(シルエットサイン) ……… 16
肺門陰影の大きさ …………………… 68

肺門陰影の高さ ……………………… 58
肺門陰影の透過性 …………………… 66
肺門陰影の辺縁 ……………………… 65
肺門部 ………………………………… 90
肺野の濃度 …………………………… 78
斑状影 ………………………………… 169
皮質骨 ………………………………… 128
皮膚結節 ……………………………… 132
腹腔内遊離ガス …………………… 46, 49
副葉間裂 ……………………………… 98
ブラ ……………………………… 80, 86
蜂窩肺 ………………………………… 171

▶ ま 行

右下行肺動脈 …………………… 59, 68
右気管傍線 …………………………… 36
無気肺 ………………………………… 3
網状影 ………………………………… 171
毛髪 …………………………………… 132

▶ や 行

葉間胸水 ……………………………… 101
葉間裂 ………………………………… 98

▶ ら 行

粒状影 ………………………………… 171
リンパ節 ………………………… 36, 38, 44
リンパ節石灰化 ……………………… 50
肋骨横隔膜角 ………………………… 101
肋骨の走行 …………………………… 124

疾患・病態索引

▶ 欧文

Basedow病	33
Bochdalek孔ヘルニア	118
Kartagener症候群	85
Morgagni孔ヘルニア	118
Pancoast腫瘍	110, 111
SAPHO症候群	136

▶ あ行

悪性リンパ腫	45
アスペルギローマ	173
圧迫骨折	136
石綿関連疾患	108
右側大動脈弓	33

▶ か行

拡張型心筋症	9
仮骨	124
過敏性肺炎	79
川崎病	52
癌性リンパ管症	80
関節リウマチ	136
気管支拡張症	84, 85
気管支嚢胞	39
気管支閉鎖症	88
吸気	7
急性膿胸	89
胸腺腫	67, 156
胸膜中皮腫	110
胸膜プラーク	108, 109
珪肺	50, 53
頸肋	125
結核	65, 76, 77, 108, 110
血胸	108
甲状腺癌	34
甲状腺腫	17
呼気	7
骨折	124, 136
骨転移	129, 136

骨転移（転移性骨腫瘍）	124
骨島	130

▶ さ行

再発性多発軟骨炎	35
サルコイドーシス	37, 45, 50, 65
脂肪沈着	25
消化管間質腫瘍	154
上大静脈症候群	138
食道アカラシア	13, 46, 49
食道裂孔ヘルニア	12, 46, 48, 118, 153
神経鞘腫	17
神経線維腫症Ⅰ型	133
心不全	82, 85, 99
心房中隔欠損症	9, 83
石綿肺	109
舌区症候群	25
線維性骨異形成	124
僧帽弁狭窄症	13
僧帽弁閉鎖不全症	13

▶ た行

大動脈解離	5
高安動脈炎	51
多脾症	38, 39
中葉症候群	25

▶ な行

内骨腫（骨島）	130
内臓錯位症候群	38, 39
膿胸	89, 108, 110

▶ は行

肺アスペルギノーマ	173
肺炎	88
肺癌	15, 18, 22, 35, 67, 77, 155
肺気腫	102, 117
肺血栓塞栓症	86
肺高血圧症	11, 69, 83

索 引

肺梗塞	23
肺動静脈瘻	76
肺動脈狭窄症	11
肺分画症	23
びまん性汎細気管支炎	85
肥満体型	7
ブラ	87

▶ま 行

無気肺	58, 62, 87, 116
無脾症	38, 39

▶や・ら・わ行

痩せ型	7
リンパ節結核	50, 53
漏斗胸	134
腕頭動脈蛇行	18

著者略歴

鈴木　滋(すずき　しげる)

所属
東京女子医科大学東医療センター放射線科

略歴

平成5年3月	東京大学医学部医学科卒業
平成5年6月〜7年3月	東京大学医学部附属病院放射線科(臨床研修医)
平成7年4月〜8年3月	国家公務員共済組合連合会虎の門病院放射線診断科(専修医)
平成8年4月〜19年3月	帝京大学医学部放射線科学教室(助手)
平成19年4月〜20年8月	帝京大学医学部放射線科学教室(助教)
平成20年9月〜22年3月	帝京大学医学部放射線科学教室(講師)
平成22年4月〜	さいたま赤十字病院放射線科(医員)
(平成25年4月)	(放射線科→放射線診断科に名称変更)
平成27年4月〜5月	さいたま赤十字病院放射線診断科(副部長)
平成27年6月〜28年12月	北里大学医学部附属新世紀医療開発センター　先端医療領域開発部門先端放射線画像解析学(教授)
平成29年1月〜	東京女子医科大学東医療センター放射線科(教授)
	現在に至る

検印省略

イラストで学ぶ
胸部エックス線写真
すぐに役立つ50のチェックポイント

定価（本体 3,600円＋税）

2019年12月3日　第1版　第1刷発行

著　者　鈴木　滋（すずき しげる）
発行者　浅井　麻紀
発行所　株式会社 文光堂
　　　　〒113-0033　東京都文京区本郷7-2-7
　　　　TEL（03）3813-5478（営業）
　　　　　　（03）3813-5411（編集）

©鈴木　滋, 2019　　　　　　　印刷・製本：壮光舎印刷

ISBN978-4-8306-3758-2　　　　Printed in Japan

- 本書の複製権，翻訳権・翻案権，上映権，譲渡権，公衆送信権（送信可能化権を含む），二次的著作物の利用に関する原著作者の権利は，株式会社文光堂が保有します．
- 本書を無断で複製する行為（コピー，スキャン，デジタルデータ化など）は，私的使用のための複製など著作権法上の限られた例外を除き禁じられています．大学，病院，企業などにおいて，業務上使用する目的で上記の行為を行うことは，使用範囲が内部に限られるものであっても私的使用には該当せず，違法です．また私的使用に該当する場合であっても，代行業者等の第三者に依頼して上記の行為を行うことは違法となります．
- [JCOPY]〈出版者著作権管理機構 委託出版物〉
本書を複製される場合は，そのつど事前に出版者著作権管理機構（電話03-5244-5088, FAX 03-5244-5089, e-mail：info@jcopy.or.jp）の許諾を得てください．